AF470009

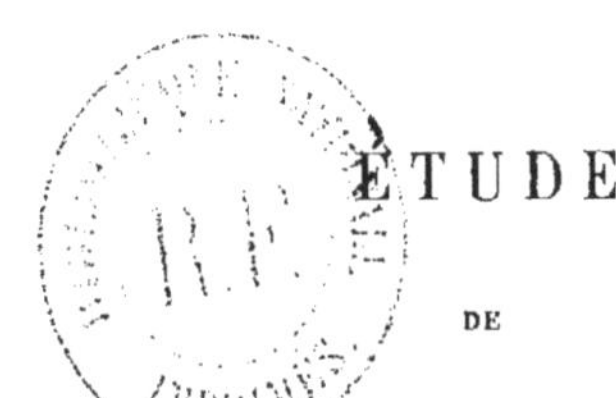

ÉTUDE

DE

L'APPROVISIONNEMENT EN LAIT

DE L'AGGLOMÉRATION LYONNAISE

8° T^c 52
279

ÉTUDE

DE

L'APPROVISIONNEMENT EN LAIT

DE L'AGGLOMÉRATION LYONNAISE

PAR

Le Dr Georges BIRBIS

Élève de l'École du Service de Santé militaire
Aide-major au 40e d'artillerie.

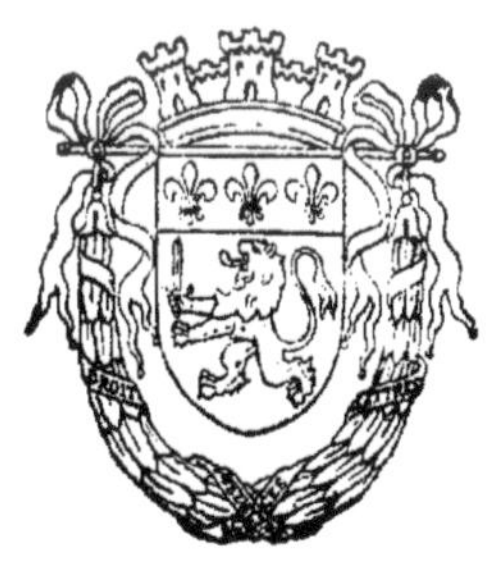

LYON

A. REY, IMPRIMEUR-ÉDITEUR DE L'UNIVERSITÉ

4, RUE GENTIL, 4

1616

A MA MÈRE, A MON PÈRE

Bien faible témoignage de mon amour et de ma profonde reconnaissance.

A MONSIEUR LE DOCTEUR E. AUDIGUIER

Nous sommes heureux de pouvoir lui dédier ce travail.

Il fut pour nous le premier maître; il guida nos premiers pas et nous permit de compléter, grâce à ses nombreuses connaissances, notre modeste bagage.

Nous n'oublierons jamais le dévouement, la sollicitude dont il nous a toujours entouré, l'intérêt qu'il nous a sans cesse témoigné; nous l'en remercions très sincèrement et l'assurons de notre bien affectueuse reconnaissance.

A MON EXCELLENT CAMARADE ET AMI

LE VÉTÉRINAIRE GEORGES CAZIOT

MEIS ET AMICIS

A la mémoire de mes camarades de promotion morts au champ d'honneur et en particulier à la mémoire de mon cher camarade et ami, le Dr Marcel DE BALESTRIER, aide-major au 50e régiment d'infanterie, *tué à l'ennemi (novembre 1915).*

A MONSIEUR LE PROFESSEUR CH. PORCHER

Professeur à l'Ecole Vétérinaire de Lyon,
Chevalier de la Légion d'honneur.

C'est lui qui nous suggéra l'idée de ce travail, et qui nous permit, grâce à son érudition et à sa grande connaissance des choses du lait, de le mener à bonne fin.

Il nous reçut toujours avec grande amabilité et ne nous ménagea ni son temps, ni sa peine.

Nous sommes heureux de lui offrir, avec nos remerciements, l'assurance de notre entière reconnaissance.

A mon Président de thèse

MONSIEUR LE PROFESSEUR J. COURMONT

Professeur d'Hygiène à la Faculté de Lyon,
Officier de la Légion d'honneur.

Nous le remercions bien vivement du grand honneur qu'il nous fait en acceptant la présidence de notre thèse.

A MES JUGES

A MES MAITRES

de la Faculté de Toulouse,
de la Faculté de Lyon
et de l'Ecole du Service de Santé militaire

ÉTUDE

DE

L'APPROVISIONNEMENT EN LAIT

DE L'AGGLOMÉRATION LYONNAISE

AVANT-PROPOS

Le titre de ce travail indique suffisamment son but.

Nous aurions pu établir une comparaison extrêmement étroite entre l'approvisionnement de Lyon et celui des principales autres villes de France et de l'étranger; mais cela nous aurait entraîné trop loin. Nous nous sommes bornés à décrire l'aspect actuel de l'alimentation de Lyon en lait, en faisant, lorsque l'occasion s'en présentait, quelques allusions à ce qui existe ailleurs.

Pour ces raisons, l'élaboration de notre travail n'a pu comporter le dépouillement d'une grosse bibliographie. Toutefois, nous donnerons ici la liste des principaux travaux qui, à notre avis, peuvent être consultés par ceux qui désireraient être renseignés sur ce qu'est et ce que doit être, d'une façon générale, l'approvisionnement d'une ville en lait.

Voici d'abord le titre des chapitres qui suivent :

INDEX BIBLIOGRAPHIQUE

ALVORD (H.-E.) and PEARSON (R.-A.), *The milk Supply of 200 cities and towns*, Washington, 1903.

BEAU (M.), L'Approvisionnement des grandes villes en lait. *(Revue de la Société scientifique d'Hygiène alimentaire et de l'Alimentation actuelle de l'homme*, Masson et Cie, 1907.

BERTIN-SANS (H.), IMBERT (H.) et MOYE, BELUGOU, BLAUFUS et BERNIS, *Organisation d'un contrôle officieux du lait à Montpellier.* — Ch. Porcher : A propos de cet article *(Hygiène de la Viande et du Lait*, 10 décembre 1908).

BONN, La Question du lait dans le Nord *(Revue de la Société scientifique d'Hygiène alimentaire et de l'Alimentation rationnelle de l'homme*, t. I, 1904).

BORDAS, Le Lait et ses falsifications *(Congrès de l'Alliance d'Hygiène sociale*, Arras, 1904).

BOUCHET (F.), *A propos de la question du lait : De l'influence des sociétés de médecine sur l'alimentation des villes en lait* (Th. méd. Lyon, 1907-1908).

BURY (A.), *Enquête sur le lait à Lille* (Th. pharmacie, Lille, 1910).

CASSEL, *Le Lait à Dieppe* (Th. pharmacie, Lille, 1912).

Comptes rendus des Congrès internationaux de Laiterie, Bruxelles, 1903; Paris, 1905; la Haye, 1907; Budapest, 1909; Stockholm, 1911; Berne, 1914).

FAURE (J.), *Approvisionnement en Lait de la ville de Paris* (Th. méd. Paris, 1907).

L'Hygiène de la Viande et du lait. 1907-1915, 8 volumes.

JACOBSEN (Adolf), le Contrôle du lait à Christiania *(Hygiène de la Viande et du Lait*, 10 juillet 1914).

KELLEY (E.), Medical milk Commissions and certified milk *(Bulletin of U. S. Department of Agriculture*, septembre 1913).

KRAINIK (S.), *L'Evolution et la Répression des fraudes et falsifications alimentaires* (Th. Droit. Paris, 1911, Sirey Ed.).

KUFFERATH, Le Contrôle du lait à Washington et Melbourne *(Annales d'Hygiène publique et de Médecine légale*, octobre 1909, p. 343).

LANE (C.-B.), Medical milk Commissions and certified milk in the United States *(Bulletin 104, Bureau of Animal Industry*, Washington, 1908).

Le Bon Lait, Rapports de AVIRAGNET, DE BREVANS, MARTEL, MOUSSU, PORCHER, H. DE ROTHSCHILD, présentés à la Commission instituée par la Ligue contre la mortalité infantile, Masson et Cie, 1910.

LUCAS, Le prix du lait à Paris *(Soc. Nat. d'Agric. de France*, t. 71, 1911, p. 792).

— L'Approvisionnement de Paris en lait *(Musée Social*, février 1912).

MARTEL (H.), Contrôle sanitaire de la production du lait *(Congrès national Vétérinaire*, 1906).

MAURER (H.), *Du rôle des débouchés en agriculture. La production et la vente du lait dans la région lyonnaise* (Th. Droit, Sciences politiques et économiques, Lyon, 1908).

Milk and its relations to the Public Health. Publication du *Treasury Department Public Health and marine Hospital Service of the United States*, 1908.

PORCHER (Ch.), De l'alimentation des vaches laitières par les résidus industriels *(Revue générale du Lait*, t. VIII, 1910).

— Une question d'hygiène sociale : la question du lait, examen d'ensemble *(Biologie Médicale*, mars 1911).

— L'hygiène du lait *(Rapport présenté à la Société de Médecine publique et d'Hygiène sanitaire*, 1911).

— l'Emploi du froid pour le lait consommé en nature

(Hygiène de la Viande et du Lait, 10 mars et 10 avril 1911).

PORCHER (Ch.) et NICOLAS, l'Approvisionnement des grandes villes en lait *(Congrès de l'Alliance d'Hygiène sociale de Lyon,* 1907).

PORCHER (Ch.), PÉHU (M.) et PORTE, De l'approvisionnement des grandes villes en lait. Association française pour l'Avancement des Sciences *(Congrès de Clermont-Ferrand,* 1908).

Rapport de la Commission municipale d'Etude de l'alimentation par le lait, Paris, 1897-1898.

J. REBAUDET, *la Réglementation du lait à New-York* (Th. méd. Lyon, 1910-1911).

Revue générale du Lait, 1903-1914, 9 volumes.

RECORBET, *Le Lait à New-York* (Th. méd. Lyon, 1912).

ROTHSCHILD (H. DE), *l'Industrie laitière en Danemark,* O. Doin, Paris, 1903.

— le Lait à Copenhague *(Revue d'Hygiène et de Médecine infantiles,* Paris, 1903).

SAVAGE (William-G.), *Milk and the public health,* Londres, 1912.

SIMACOURBE (G.), *la Question du « lait propre » dans les grandes villes et en particulier dans la ville du Havre* (Th. méd. Paris, 1911).

SIMON (Robert), les Enseignements de la lutte contre la mortalité infantile de 0 à 1 an à New-York *(Bulletin Médical,* Paris, juillet 1909).

TOUBEAU (M.). — *La répression des Fraudes sur les Produits alimentaires,* Paris, 1908.

VISME (DE), *la Question du lait dans les grandes villes* (Th. méd., Montpellier, 1908).

WITAKER (G.-M.). — *The Milk supply of Boston, New-York and Philadelphia,* Washington, 1905. — Alimentation en lait des grands centres aux Etats-Unis *(Congrès international de Laiterie,* Paris, 1905).

CHAPITRE PREMIER

CE QU'EST LE LAIT DE CONSOMMATION COURANTE. CE QU'IL DEVRAIT ÊTRE.

Le problème qui consiste à fournir un lait exempt de tous reproches est très passionnant, surtout quand il vise l'approvisionnement des grandes villes et, plus particulièrement, quand il touche aux enfants du premier âge; mais, par contre, il est extrêmement complexe. Il relève, en effet, de l'hygiène, de l'économie politique, de la technologie, de la sociologie, de la jurisprudence. Il doit donc être envisagé à divers points de vue, en raison des multiples données qui s'enchevêtrent dans son texte, chacune y apportant ses exigences, qui ne sont pas sans contrarier celles de sa voisine.

Le problème du bon lait n'est pas facile à résoudre. En réalité, il ne peut exister de solution d'ensemble, et vouloir s'élancer à la conquête de celle-ci, c'est courir à un échec certain. Il n'y a que des solutions partielles; chacune d'elles doit satisfaire à des exigences variables avec les circonstances; chacune d'elles doit trouver son inspiration dans des principes directeurs qu'il importe de suivre attentivement.

Ce que l'on demandera au lait de consommation courante n'aura ni le rigoureux, ni l'impératif de ce que l'on réclamera du lait pour malades, et surtout du lait pour enfants. Il sera possible d'alimenter le premier âge avec un lait produit dans des conditions favorables, sinon irréprochables ; il ne le sera plus, pour d'impérieuses raisons économiques, de fournir ce même lait à la population entière d'une agglomération même moyenne, *a fortiori* à celle d'une grande ville comme Lyon.

Une municipalité soucieuse de ses devoirs et dont les grandes préoccupations sont dominées par l'hygiène, résumera la question qui nous intéresse par cette courte phrase :

« Je veux pour mes concitoyens *du bon lait à bon marché.* »

Cela est vite dit, mais cela est bien moins vite acquis, et nous nous en rendrons facilement compte en donnant du *bon lait* la définition qui, à notre avis, est la vraie.

Qu'entend-on par un bon lait?

Autrefois, et trop souvent aujourd'hui encore, on considère que le *bon lait* ne peut être que *celui qui est riche en matière grasse.*

Un bon lait, un lait pur, est celui, dit-on, qui, par les chiffres de son analyse, répond à la composition admise implicitement par les laboratoires, administratifs ou non, chargés de procéder aux recherches chimiques en pareil cas. Or, c'est là une base défectueuse, parce qu'elle est unique, d'appréciation de la qualité du lait.

On en saisira tout de suite la fragilité quand nous dirons qu'un lait peut renfermer des bacilles tuberculeux, être dangereux, par conséquent, pour celui qui le consomme, et, cependant, répondre par sa composition chimique aux moyennes légales; *il sera donc pur* CHIMIQUEMENT, *mais il ne sera pas pur* HYGIÉNIQUEMENT.

Cette opposition, que nous tenons à marquer dès maintenant, entre les déductions des recherches chimiques et celles des recherches bactériologiques, quand il s'agit d'apprécier le degré de pureté d'un lait, pourrait dominer toutes les considérations soulevées dans le présent travail.

Dire qu'un lait est *pur* — pur tout court — n'a, en réalité, aucune signification, puisque le mot *pureté* n'aura pas le même sens pour le chimiste et pour l'hygiéniste.

Le *bon lait*, si nous voulons comprendre dans sa définition toutes les acceptions que sous-entend le qualificatif *bon*, si court, si ramassé, est : *le produit de la traite entière de vaches saines, bien nourries, convenablement logées et proprement traites; il doit être l'objet de soins constants depuis la récolte jusqu'à la livraison chez le consommateur.*

Aucune préoccupation d'ordre chimique n'apparaît dans un quelconque des termes de cette définition qui veut faire du *bon lait* la résultante de conditions auxquelles il n'est pas facile de répondre.

Mais, enfin, si nous voulons qu'il soit satisfait à chacun de ces termes, on ne va pas tarder à se heurter à mille difficultés, dont la moindre n'est pas de faire d'un tel lait un produit fort coûteux à la portée seulement d'un tout petit nombre. Les principales, les primordiales sont, en effet, d'ordre économique.

Il n'y en a, peut-on dire, ni du côté de la science théorique, ni du côté de la science pratique, la technologie laitière. Celle-là, sous ses divers aspects qui doivent nous intéresser ici, chimique et bactériologique, suffit actuellement à fournir à l'hygiéniste toutes les données qui lui sont nécessaires pour résoudre la question au mieux de la santé du consommateur; sans elle, il n'est même pas possible en matière d'hygiène de réaliser quelques progrès sérieux, mais la science ici ne suffit pas et l'hygiéniste ne doit pas oublier le côté économique et pratique de la question.

Une antinomie va se créer fatalement entre le point de vue hygiénique, lequel ne peut être satisfait que par une augmentation notable des prix actuels et le point de vue sociologique qui exige, au contraire, des prix très abordables pour les petites bourses de la classe moyenne et de la classe ouvrière.

Nous allons d'abord comparer ce qu'est le lait actuel avec ce qu'il devrait être pour satisfaire aux termes de la définition ci-dessus ; les conclusions viendront pour ainsi dire d'elles-mêmes.

Les conditions dans lesquelles est récolté le lait qui parvient à Lyon sont très semblables à celles que nous pourrions signaler pour l'approvisionnement de toute autre ville. Nous les résumerons comme suit :

En ce qui concerne la femelle laitière. — *a)* Aucune sélection bien raisonnée ne préside au peuplement des étables et trop souvent les efforts faits pour assurer aux cultivateurs un bétail bovin aussi productif que possible sont stérilisés par la routine et l'ignorance, les deux grands ennemis du bon sens et du progrès.

b) Les soins de propreté manquent pour ainsi dire totalement aux vaches laitières. Le paysan se complaît à leur laisser des plaques d'excréments désséchés sur les flancs, les fesses, les cuisses et à l'extrémité de la queue. Cela est surtout une preuve de paresse.

c) La tuberculose est trop fréquente dans le cheptel bovin, et la lutte entreprise contre cette maladie n'a pas encore donné tous les résultats que théoriquement on en pouvait attendre en raison des difficultés de tous ordres qu'elle présente et qui tiennent surtout à l'extrême diffusion de la maladie et aux résistances apportées par les intéressés eux-mêmes.

En ce qui concerne l'alimentation. — Trop souvent l'alimentation n'est pas rationnelle ; le paysan, pour nourrir ses animaux, utilise ce qu'il a et les fourrages dont il peut disposer manquent parfois de valeur nutritive. La sécrétion lactée s'en ressent au point de vue quantitatif surtout, et les rendements sont faibles.

En ce qui concerne l'habitation. — La critique est ici malheureusement trop facile. La description des vacheries de la campagne se trouve résumée dans le mot *saleté*.

Pas d'air, pas de lumière, des toiles d'araignée au plafond. Un purin boueux sur lequel on dispose de temps à autre et trop parcimonieusement de la paille fraîche, voilà sur quoi couchent les animaux.

En ce qui concerne la traite. — La traite, si l'on veut être rigoureux, est tout à fait comparable à une manipulation d'un laboratoire de microbiologie. Elle exige mille précautions. Or, aucune n'est prise et toutes les manœuvres du vacher, l'homme qui est au bas de la hiérarchie des employés de la ferme, alors qu'il devrait en être au sommet, ne tendent rien moins qu'à polluer abondamment le lait.

En ce qui concerne les soins à prendre après la récolte. — La *propreté* et l'*emploi du froid* devraient présider au parcours de toutes les étapes que le lait doit suivre pour se rendre du lieu de production chez le consommateur.

Or, il n'en est rien. La propreté est absente ou du moins n'est qu'apparente et le froid n'est jamais ce qu'il devrait être, c'est-à-dire rigoureux et continu dans son action.

Que doit être maintenant un lait pour répondre à tout ce que l'hygiène la mieux entendue, sans être exigente jusqu'au ridicule, peut lui demander.

Les vaches laitières doivent être :

1° **Saines.** — Donc, on commencera par éliminer

la tuberculose des étables, ou l'on n'admettra dans un troupeau que l'on constitue que des animaux ayant répondu victorieusement à l'épreuve de la tuberculine.

2° **Bien nourries.** — Ce n'est pas la question de la quantité qui va retenir notre attention, car il tombe sous le sens que l'animal doit être suffisamment nourri pour répondre aux exigences souvent élevées de sa sécrétion mammaire, venant s'ajouter à celles de son organisme entier ; c'est celle de la qualité de l'apport alimentaire. Celui-ci ne saurait être quelconque, car il n'est pas en effet indifférent que la femelle laitière reçoive telle ou telle nourriture. A la campagne, la question ne se pose pas de la même façon qu'à la ville : là, c'est un point de vue économique qui guide le propriétaire ; ici, ce doit être le côté hygiénique qui le sollicite.

Au Danemark, la question a été admirablement comprise. Les fermiers ont créé des *sociétés coopératives de contrôle*, chargées d'étudier pratiquement les rapports qui existent entre l'alimentation et les rendements en lait et en beurre ; cela leur permet d'établir des barèmes de rations, économiques en même temps que largement satisfaisants, pour leur exploitation agricole.

3° **Convenablement logées.** — Ce n'est pas du luxe qui est demandé ici, mais **c'est la grande propreté qui est exigée**, c'est de l'air, de la lumière, de la hauteur, des murs et un sol faciles à laver abondamment, un mode d'abreuvement individuel qui évite toute contamination possible par l'eau de boisson.

4° **Proprement traites.** — On effectuera la traite au dehors de l'étable ; le vacher sera propre, non malade ; la mamelle sera lavée avant la traite.

5° **Immédiatement après la traite**, le lait sera refroidi sur un réfrigérent à eau fraîche, puis placé dans des bidons bien propres conservés au frais jusqu'au moment de leur embarquement. Ils devront voyager dans des wagons *ad hoc* pour empêcher leur réchauffement.

Toutes les précautions que nous demandons pour obtenir un bon lait entraînent, cela va de soi, des dépenses supplémentaires qui augmentent les charges de la production, de la manutention et de la vente.

Ces charges deviennent particulièrement lourdes quand les choses sont faites avec la minutie que réclame la production d'un lait que l'on veut livrer cru à la consommation. Nous obtenons alors un lait dont le prix de revient est élevé. *Lait de luxe*, dira-t-on ? C'est là une expression contre l'emploi de laquelle nous nous élevons, car il n'y a pas de luxe en une telle matière, il n'y a pas de luxe à rechercher pour la nourriture du malade et surtout de l'enfant un aliment naturel, nullement préparé, sur les qualités duquel on ne peut être jamais trop exigeant.

Mais, tout en restant sur le terrain des *améliorations facilement possibles* visant le lait courant à fournir à une grande ville comme Lyon, on ne peut nier qu'elles entraînent une augmentation du prix du lait. Celle-ci est fatale pour bien d'autres raisons.

D'abord, parce que la consommation augmente sans que la production suive une marche parallèle ; ensuite parce que les crises agricoles retentissent fatalement sur l'industrie laitière. La désertion des campagnes, l'augmentation du prix de la main-d'œuvre agricole, grèvent le budget de production de toutes les denrées à la source même, c'est-à-dire à la ferme.

Enfin, il faut bien dire, avec beaucoup d'auteurs, que la hausse lente mais régulière du lait est due pour beaucoup à la pénétration des notions les plus simples d'économie politique dans l'examen des conditions d'exploitation des domaines ruraux.

Les cultivateurs intelligents et curieux ont vite reconnu, après quelques calculs faciles à faire, que le lait, au prix auquel il était vendu, ne pouvait couvrir, avec l'appoint de la vente du veau et du fumier, tous les frais d'entretien de la vache laitière. Or, il est juste que le producteur soit le premier récompensé de son travail et que son capital-bétail ait un rendement d'abord au moins égal aux frais qu'entraîne son exploitation.

Beaucoup de cultivateurs ont donc aujourd'hui tendance à se désintéresser du bétail bovin, qui ne leur paraît pas assez rémunérateur ; cela est grave pour la question laitière d'abord, puisqu'on est amené à prévoir la réduction de la production d'un aliment aussi indispensable que le lait.

Le lait doit donc être payé plus cher à la production

pour éviter une crise. Reconnaissons qu'il y a depuis quelques années une tendance à la hausse, mais pour ne pas faire supporter trop lourdement aux consommateurs les conséquences de cette hausse fatale et jusqu'à un certain point heureuse, il faut souhaiter une meilleure organisation du côté des intermédiaires. Dans un des chapitres suivants, nous fournirons à ce sujet quelques suggestions peut-être utiles.

CHAPITRE II

LA CONSOMMATION DE LYON EN LAIT

Le lait devient de plus en plus un article de grande consommation, tant sous la forme de lait liquide que sous celle de ses dérivés, beurre et fromage.

Le graphique de Lucas, en ce qui concerne la ville de Paris, la statistique de Jacobsen, en ce qui concerne la ville de Christiania, nous montrent l'accroissement marqué des arrivages de la consommation du lait dans ces deux capitales si différentes.

On peut dire d'une manière très générale qu'il n'y a là rien de particulier à Paris ou à Christiania et que l'allure des courbes dont il s'agit ici serait à peu près retrouvée dans l'examen des consommations en lait de la plupart des grandes villes.

Nous ne possédons aucun document analogue en ce qui concerne Lyon. Nous dirons, d'ailleurs, que nos efforts nous ont plutôt portés à fixer la situation actuelle avec toute l'exactitude à laquelle on puisse prétendre en pareille matière.

L'extension toujours croissante du périmètre de la zone territoriale qui alimente Lyon, d'une part, la

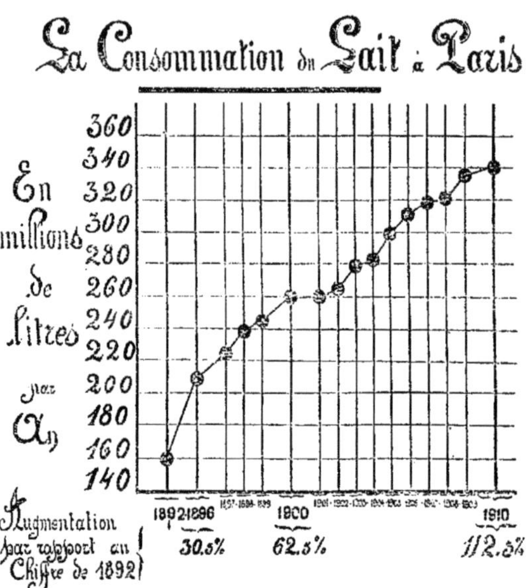

A Christiania.

ANNÉES	Habitants	Nombre annuel de litres	Consommation annuelle en litre par habitant
1866. . .	58.400	4.192.550	72,99
1876. . .	79.022	7.311.878	92,53
1886. . .	134.036	19.168.253	143,01
1896. . .	192.141	30.510.979	158,79
1906. . .	229.324	39.193.500	170,91
1912. . .	247.480	48.450.220	195,17

Arrivages journaliers du LAIT aux GARES de LYON

Pl. I.

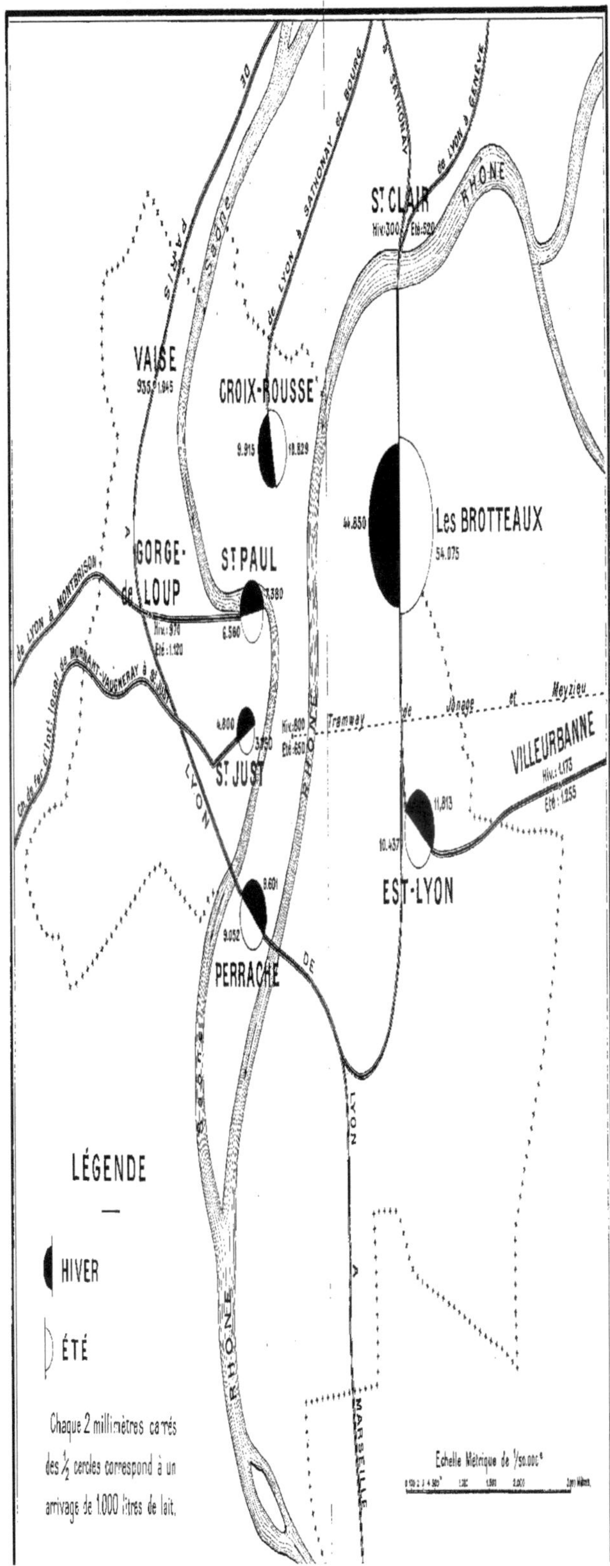

diminution des apports des communes suburbaines, d'autre part, ne permettent que difficilement de suivre avec quelque régularité les variations de la consommation en lait, d'une année à l'autre. Il nous a semblé préférable de nous arrêter à l'examen des chiffres d'une année entière; ils nous donneront une base d'appréciation d'une très grande valeur à laquelle, dans l'avenir, on pourra se reporter pour faire utilement la comparaison.

Nous remercions bien vivement les Administrations des Chemins de fer P.-L.-M., de l'Est-Lyonnais, de l'Ouest-Lyonnais, de l'O.-T.-L., qui, très aimablement, nous ont adressé un tableau complet des arrivages de lait à Lyon en mentionnant, en hiver et en été, l'importance moyenne de chaque station dans les apports. Les chiffres qu'elles ont bien voulu nous fournir nous ont servi à dresser les deux cartes originales jointes à ce travail; ils répondent aux arrivages à Lyon en l'année 1913.

La planche I nous donne les chiffres moyens d'hiver et d'été des arrivages de lait dans les gares de Lyon. Un seul centre d'arrivage n'est pas une gare : la ligne des tramways de Lyon à Jonage passant par Meyzieux collecte, en effet, sur son parcours de petites quantités de lait qui sont amenées en wagons de marchandises sur le quai de l'Hôpital, près du pont Lafayette, où elles sont attendues par les laitiers qui viennent en prendre eux-mêmes livraison.

La planche II donne la nomenclature des gares qui expédient du lait à Lyon.

Pour obtenir les chiffres d'hiver et d'été correspondant à chacune d'entre elles, il faut faire la différence des chiffres qui y sont portés avec ceux de la gare en amont. Nous donnerons, d'ailleurs, ces différences un peu plus loin quand nous ferons l'étude des régions qui envoient du lait à Lyon. Il n'était pas possible de les placer sur la carte sans courir le risque de surcharger celle-ci et de la rendre difficile à déchiffrer.

Voici, donnés dans le texte, les renseignements tirés de la planche I :

ARRIVAGES JOURNALIERS DU LAIT AUX GARES DE LYON

GARES	ÉTÉ	HIVER
Compagnie P.-L.-M. :		
Brotteaux	54.075	44.850
Croix-Rousse	10.829	9.915
Saint-Paul	6.560	7.380
Perrache.	9.052	9.061
Saint-Clair	520	300
Gorge-de-Loup.	1.120	970
Compagnie de l'Est de Lyon :		
Lyon-Est.	10.437	11.813
Villeurbanne	1.255	1.173
Compagnie de l'Ouest de Lyon :		
Saint-Jean . . . . } Saint-Just . . . . }	3.750	4.800
Compagnie O.-T.-L. :		
Pont Lafayette (Tramway de Jonage et Meyzieu). . . .	650	800
TOTAUX.	98.248	90.162

Donc, en chiffres ronds, on peut dire qu'il arrive

Carte représentant les différentes LIGNES qui desservent LYON en LAIT Pl. II.

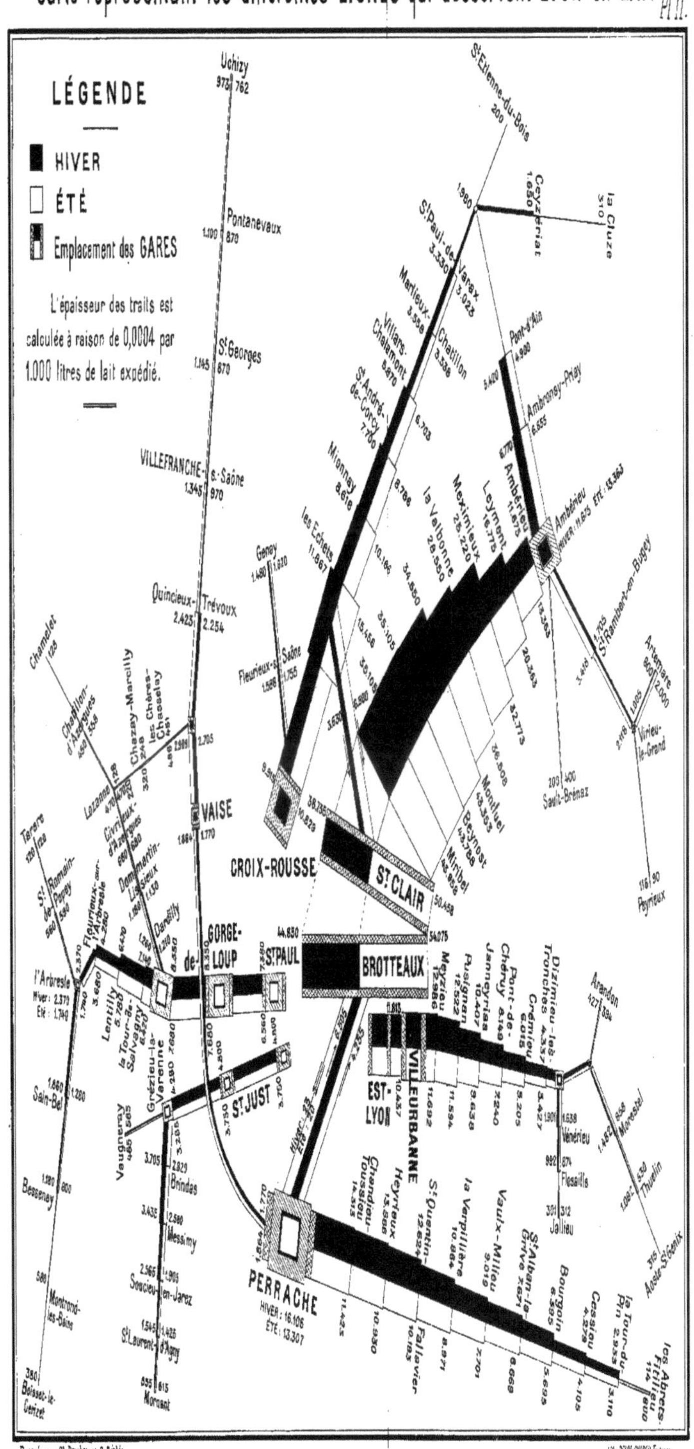

par voie ferrée une moyenne de 100.000 litres de lait par jour en été et 90.000 en hiver. Si nous y ajoutons les 25.000 litres qui proviennent des communes suburbaines et qui rentrent en ville par voitures, nous aurons un total de 115.000 à 125.000 litres suivant la saison.

En évaluant à 600.000 au moins le chiffre de la population de l'agglomération lyonnaise, on voit que la consommation journalière par tête d'habitant est environ de 0 lit. 20, c'est-à-dire d'un cinquième de litre. Pour la comparer à celle des autres grandes villes du monde, il nous paraît intéressant de placer ici un tableau que nous empruntons à l'excellent travail de M. Beau. Nous ferons toutefois remarquer que les chiffres publiés dans ce tableau datent de dix ans au moins et seraient un minimum si nous pouvions les comparer aux chiffres actuels.

QUANTITÉ DE LAIT CONSOMMÉ
DANS LES PLUS GRANDES VILLES DU MONDE

VILLES	Nombre d'habitants	Quantités moyennes de lait consommées par jour et en litre	
		au total	par tête d'habitants
Paris (enceinte fortifiée)	2.600.000	830.000	0,32
Bordeaux	260.000	100.000	0,38
Anvers et faubourgs	371.000	83.000	0,22
Berlin et faubourgs	2.100.000	740.000	0,35
Hambourg et faubourgs	920.000	350.000	0,38
Munich	511.000	183.000	0,36
Dresde et faubourgs	441.000	153.000	0,35
Breslau	435.000	120.000	0,28
Cologne	390.000	115 000	0,30
Hanovre et faubourgs	302.000	84.000	0,27
Vienne	1.675.000	700.000	0,41
Budapest	700.000	210.000	0,63
Copenhague	455.000	190.500	0,42
Stockholm	333.000	210.000	0,63
Christiania	225.000	90.500	0,40
Zurich	210.000	100.000	0,47
Milan	520.000	100.000	0,19
Turin	360.000	60.000	0,17
Florence	205.000	20.000	0,10
New-York et faubourgs	3.500.000	1.420.000	0,40
Chicago	1.698.000	770 000	0,45
Philadelphie	1.293.000	340.500	0,26
Boston	900.000	309.000	0,34
Saint-Louis	575.000	120.000	0,21
Baltimore	509.000	114.000	0,22
Nouvelle Orléans	290.000	60.000	0,21
Washington	279.000	57.000	0,20
San Francisco	343.000	113.000	0,33

L'examen de ce tableau appelle quelques réflexions de la part de Maurer.

« On consomme beaucoup moins de lait dans le Midi que dans le Nord. A Copenhague, la consommation moyenne par habitant est de 0 lit. 42 ; elle est de 0 lit. 06 à Naples.

« A Naples, on est encore au système primitif ; un maigre troupeau de vaches mal tenues et mal nourries parcourt à certaines heures les rues et les quartiers populeux de la ville. De rares amateurs viennent acheter le lait qu'on leur trait devant eux.

« Les pays scandinaves, l'Allemagne, la Suisse, sont des régions où l'on consomme beaucoup de lait et où le consommateur est difficile à satisfaire.

« Est-ce le tempérament de la race qui explique cette particularité? Est-ce au contraire que le pays étant plus apte à nourrir des vaches laitières, on a tendance à consommer une denrée plus facilement et plus couramment produite? Nous pencherions pour la première hypothèse, car, dans certaines régions de France à bons pâturages et dans le Nord de l'Italie, dont les prairies sont célèbres, on consomme peu de lait. A Milan, par exemple, le chiffre moyen de la consommation journalière est de 0 lit. 19. A Berlin, au contraire, il est de 0 lit. 35 ; et cependant combien peu propices à l'entretien de bonnes vaches laitières sont les maigres pâturages de la région marécageuse de la Sprée.

« Donc plutôt question de tempérament et d'habitude. »

Nous pensons également que la température des pays méridionaux, si préjudiciable à la consommation d'un aliment aussi fragile que le lait, est faite pour s'opposer à l'emploi habituel, comme boisson-aliment, d'un liquide qui, en s'altérant, change si profondément d'aspect.

Le continuel développement de la consommation du lait est très justifié.

Le lait de vache constitue la nourriture exclusive de l'enfant qui ne reçoit pas le sein et une partie de celle de l'enfant sevré; il est un adjuvant essentiel de la thérapeutique de nombreuses maladies, quand il ne constitue pas à lui seul tout le traitement; il est le régime de nécessité dans beaucoup d'affections étrangères, et, enfin, sa part est très importante dans notre alimentation de chaque jour.

Une considération à laquelle on ne semble pas assez penser et qui est d'importance cependant, c'est celle qui se rapporte au bon marché du lait mis en parallèle, à valeur nutritive égale, avec les autres aliments usuels.

Si nous cherchons dans ceux-ci, le pain, la viande, le beurre notamment, l'équivalent en matières grasses, hydrocarbonées et protéiques, de ce que nous trouvons dans le lait, nous verrons, lorsqu'il s'agit de traduire cette équivalence nutritive en argent, qu'il en coûte beaucoup plus de s'adresser aux aliments dont il vient d'être question qu'au lait.

Une autre raison, physiologique celle-ci, de l'emploi toujours plus large du lait, c'est que nous avons là un aliment complet, et la preuve la plus élémentaire qu'on puisse en donner, c'est que, s'il est nécessaire au développement du jeune, il est également suffisant à l'assurer pendant les premiers mois de l'existence de ce dernier.

Sa composition moyenne ne varie guère d'une race

à l'autre — de l'espèce bovine bien entendu — hormis en ce qui concerne le taux de la matière grasse.

Diverses races fournissent le lait à Lyon.

En voici un tableau que nous empruntons au livre de Dechambre sur *les races bovines*.

RACES	Poids vif moyen	Rendement annuel en lait	Quantité de lait pour 1 klg. de beurre	OBSERVATIONS
	kil.	litres		
Montbéliarde . . .	525	2900	26-27	Races exploitées dans la périphérie de la région lyonnaise[1].
D'Abondance . . .	475	2500	26-27	
Tarentaise	500	2000	26-27	
Fémeline	450	2000	20-24	
Simmenthal . . .	600	3200	26-27	Races importées dans les étables suburbaines et chez les nourrisseurs vendant habituellement le lait en nature[1].
Schwytz	600	2900	27	
Flamande	550	3500	25-26	
Hollandaise . . .	600	4000-4500	28-30	
Normande	600	3400	23-25	Races bonnes laitières et beurrières présentées comme terme de comparaison.
Bretonne	300	1600-1800	19-21	
Jerseyaise	350	2000-2200	16-18	

[1] On remarquera que toutes ces races, sauf la fémeline, ont un rendement en beurre qui est à peine égal ou inférieur à la moyenne : 25 litres pour 1 kilogramme.

Si elles n'ont pas les mêmes qualités laitières et beurrières, on peut cependant admettre que le lait qui arrive à Lyon a la composition moyenne suivante :

Matière grasse . . .	35	à	40	gr.
Matières protéiques (caséine, albumine) . .	33	à	37	—
Sucre de lait			50	—
Matières salines . . .	7	à	8	—
Eau	895	à	905	—

Nous avons là une sorte de barème aux chiffres duquel on peut rapporter ceux qui nous sont fournis par l'analyse des laits fraudés, du moins lorsqu'il s'agit de laits de mélanges, vrais laits moyens dans lesquels les oscillations individuelles du taux des divers composants du lait sont amorties, neutralisées.

Ce sont donc les chiffres ci-dessus qui serviront aux laboratoires agréés et aux experts pour étayer leur conviction dans l'appréciation des laits soumis à leur examen.

CHAPITRE III

OU LYON PREND-IL SON LAIT ?

Nous allons faire l'étude succincte des régions qui contribuent à alimenter Lyon en lait ; les éléments nous en seront fournis par le travail fort intéressant de M. Maurer, que nous avons déjà cité dans la bibliographie.

Ces régions sont au nombre de six.

La **première** est constituée par les Dombes ; elle peut être divisée en plusieurs sous-régions :

a) Le canton de Thoissey : le terrain est argilo-siliceux, les herbages abondants, les vignes, les fourrages, les céréales, constituent les ressources du pays, mais les communications avec Lyon étant longues et difficiles — car on ne peut songer à emprunter la ligne de Paris qui est sur la rive droite de la Saône — les cultivateurs ont renoncé à vendre leur lait et préfèrent le transformer sur place en beurre.

b) La région est desservie par la ligne de Bourg à Lyon ; elle comprend plus de 30.000 hectares et constitue la vraie Dombes ; les marécages y sont nombreux, le sol est argileux, lourd et peu favorable, semble-t-il, à l'installation des prairies artificielles. Toutefois, par suite de la rareté et de la cherté de la main-d'œuvre, des facilités de transport, l'élevage et la production laitière prennent une très grande importance. Cette sous-région est rattachée à Lyon par deux lignes de chemin de fer : celle de Bourg à Lyon et celle de Trévoux à Lyon.

Les gares de provenance du lait sont nombreuses : Saint-Paul-de-Varax, Marlieux-Châtillon, Villars-Chalamont, Saint-André-de-Corcy, Mionnay, les Echets, Genay, Fleurieux-sur-Saône et les arrivages se font en plus grande partie à la gare de la Croix-Rousse, une certaine quantité allant à Saint-Clair.

LIGNES DE BOURG A LYON ET DE TRÉVOUX A LYON

GARES D'ARRIVAGE. *Croix-Rousse :* Hiver, 9.915. Eté, 10.229.
Saint-Clair : Hiver, 300. Eté, 520.

GARES DE PROVENANCE	QUANTITÉS JOURNALIÈRES MOYENNES	
—	Hiver	Eté
Saint-Paul-de-Varax	1.370 litres	1.363 litres
Marlieux	228 —	315 —
Villars-Chalamont	2.312 —	2.735 —
Saint-André-de-Corcy	1.830 —	2.083 —
Mionnay	916 —	1.380 —
Les Echets	3.251 —	5.290 —
Genay	1.480 —	1.620 —
Fleurieux-sur-Saône	108 —	135 —

c) La sous-région Sathonay-Rilleux est nulle au point de vue laitier, la culture maraîchère absorbe tout.

d) La sous-région bordant la ligne de Lyon à Ambérieu. Le sol est argilo-siliceux, les prairies nombreuses et le lait produit par cette région arrive aux gares de Saint-Clair et des Brotteaux, expédié par les gares de Pont-d'Ain, Ambronay-Priay, Peyrieux, Virieu-le-Grand, Artemare, Saint-Rambert-en-Bugey, Sault-

Brénaz, Ambérieu, Leyment, Meximieux, la Valbonne, Montluel, Beynost, Miribel.

Mais, dans cette sous-région, les efforts pour le développement de la production laitière sont faibles.

LIGNE D'AMBÉRIEU A LYON

GARES D'ARRIVAGE. *Saint-Clair :* Hiver, 300. Été, 520.
Les Brotteaux : Hiver, 44.850. Été, 54.075.

GARES DE PROVENANCE	QUANTITÉS JOURNALIÈRES MOYENNES	
—	Hiver	Eté
Pont-d'Ain	5.420 litres	4.900 litres
Ambronay-Priay	1.350 —	1.755 —
Peyrieux	118 —	90 —
Virieu-le-Grand	287 —	28 —
Artemare	600 —	2.000 —
Saint-Rambert-en-Bugey	700 —	1.300 —
Sault-Brenaz	200 —	400 —
Ambérieu	9.770 —	9.545 —
Leyment	5.100 —	7.000 —
Meximieux	8.445 —	12.410 —
La Valbonne	3.330 —	3.735 —
Montluel	6.000 —	6.845 —
Beynost	555 —	435 —
Miribel	» —	170 —

La **deuxième région** comprend la vallée du Rhône depuis Lagnieu jusqu'à Lyon et la partie inférieure de la vallée de l'Ain depuis Chazey-sur-Ain jusqu'à son confluent avec le Rhône. Le terrain sableux, caillouteux, comprend des alluvions : l'on n'y trouve pas de céréales, mais les prairies naturelles y sont assez nombreuses et la luzerne, le sainfoin y sont cultivés.

La plupart des laitières qui portent elle-mêmes leur lait à Lyon viennent de cette région.

Les gares de provenance sont :

Meyzieux, Pusignan, Janneyrias, Pont-de-Chéruy. et la gare d'arrivage est Lyon-Est.

GARE D'ARRIVAGE. *Lyon-Est* : Hiver, 11.813. Eté, 10.437.

GARES DE PROVENANCE	QUANTITÉS JOURNALIÈRES MOYENNES	
—	Hiver	Eté
Meyzieu	464 litres	98 litres
Pusignan	2.115 —	1.956 —
Janneyrias	2.258 —	2.398 —
Pont-de-Chéruy	2.134 —	2.035 —

La **troisième région** est constituée par un plateau accidenté, montagneux, de formation jurassique ; elle fournit du lait à Lyon ; Lyon-Est est la gare d'arrivage et les gares de provenance sont : Crémieu, Dizimieu-les-Tronches, Vénérieu, Flosaille, Jallieu, Arandon, Morestel, Thuelin, Aoste-Saint-Genix.

Cette région ne donne pas à Lyon ce qu'elle pourrait, car, sur place, les propriétaires transforment leur lait en beurre.

GARE D'ARRIVAGE. *Lyon-Est* : Hiver, 11.813. Eté, 10.437.

GARES DE PROVENANCE	QUANTITÉS JOURNALIÈRES MOYENNES	
—	Hiver	Eté
Crémieu	1.678 litres	1.778 litres
Dizimieu-les-Tronches	527 —	537 —
Vénérieu	1.009 —	764 —
Flosaille	691 —	562 —
Jallieu	301 —	312 —
Arandon	427 —	394 —
Morestel	390 —	328 —
Thuelin	777 —	530 —
Aoste-Saint-Genix	315 —	»

La **quatrième région** est propre à l'obtention du lait ; le sol est calcaire, le sous-sol est de grès à ciment calcaire que les géologues nomment molasse, et l'herbe des prairies y pousse bien.

Cette région, desservie par la ligne de Grenoble à Lyon, entre la Verpillière et Virieu, aboutit à Perrache et le lait est expédié par les gares de Bourgoin, Cessieu, la Tour-du-Pin, les Abrets-Fitilieu, Saint-Alban-la-Grive, Vaulx-Milieu.

GARE D'ARRIVAGE. *Perrache :* Hiver, 9.601. Eté, 9.052.

GARES DE PROVENANCE	QUANTITÉS JOURNALIÈRES MOYENNES	
—	Hiver	Eté
	—	—
Bourgoin	2.116 litres	1.590 litres
Cessieu	1.346 —	995 —
La Tour-du-Pin	2.819 —	2.310 —
Les Abrets-Fitilieu	114 —	800 —
Saint-Alban-la-Grive	1.276 —	974 —
Vaulx-Milieu	1.342 —	1.032 —

La cinquième région comprend la presque totalité du département du Rhône. Les prairies naturelles ou artificielles sont nombreuses.

La première sous-région, Ouest-Lyonnais, avec Mornant et Vaugneray comme chefs-lieux de canton, n'envoie que peu de lait ; celui-ci arrive à Lyon à la gare de Saint-Just, il provient de Mornant, Saint-Laurent-d'Agny, Soucieu-en-Jarez, Messimy, Brindas, Vaugneray.

Gare d'arrivage. *Saint-Just :* Hiver, 4.800. Eté, 3.750.

Gares de provenance	Quantités journalières moyennes	
—	Hiver	Eté
	—	—
Mornant	555 litres	615 litres
Saint-Laurent-d'Agny	990 —	810 —
Soucieu-en-Jarez	1.020 —	480 —
Messimy	870 —	675 —
Brindas	270 —	240 —
Vaugneray	585 —	405 —

La deuxième sous-région, la vallée de la Brévenne, envoie également peu de lait à Lyon, mais il s'y accuse une tendance au développement de la production de ce liquide.

Les arrivages se font par les gares de Saint-Paul et de Gorge-de-Loup; les gares de provenance sont : Chamelet, Châtillon-d'Azergues, Lozanne, Civrieux-d'Azergues, Dommartin-Lizieux, Dardilly, Tarare, Saint-Romain-de-Popey, Fleurieu-sur-l'Arbresle, Lentilly, la Tour-de-Salvagny, Boisset-le-Cerizet, Montrond-les-Bains, Bessenay, Sain-Bel, l'Arbresle.

Gares d'arrivage. *Saint-Paul :* Hiver, 7.380. Eté, 6.560.
Gorge-de-Loup : Hiver, 970. Eté, 1.120.

Gares de provenance	Quantités journalières moyennes	
—	Hiver	Eté
	—	—
Chamelet	128 litres	
Châtillon-d'Azergues	230 —	450 litres
Lozanne	112 —	20 —
Civrieux-d'Azergues	210 —	210 —
Dommartin-Lizieux	450 —	520 —
Dardilly	80 —	80 —
Tarare	120 —	120 —

Saint-Romain-de-Popey	470 litres	440 litres
Fleurieux-sur-Arbresle	1.380 —	1.320 —
Lentilly	2.190 —	2.100 —
La Tour-de-Salvagny	670 —	640 —
Boisset-le-Cerizet	380 —	» —
Montrond-les-Bains	580 —	» —
Bessenay	600 —	600 —
Sain-Bel	680 —	660 —
L'Arbresle	510 —	210 —

La **sixième région** comprend la vallée de la Saône; il y a de nombreux pâturages. Les arrivages de lait, peu nombreux d'ailleurs, se font pour la plus grande partie à la gare de Vaise et les gares d'expédition sont : Uchizy, Pontaneveaux, Saint-Georges, Villefranche-sur-Saône, Quincieux-Trévoux.

VALLÉE DE LA SAONE

Gare principale d'arrivage. *Vaise :* Hiver, 935. Eté, 1.405.

GARES DE PROVENANCE	QUANTITÉS JOURNALIÈRES MOYENNES	
—	Hiver —	Eté —
Uchizy.	762 litres	973 litres
Pontaneveaux	108 —	127 —
Saint-Georges	» —	45 —
Villefranche-sur-Saône	100 —	200 —
Quincieux-Trévoux.	1.284 —	1.070 —

Mais aucune de ces régions ne semble retirer de la production du lait et de l'utilisation de l'admirable débouché que constituent Lyon et sa banlieue le profit qu'on pourrait en attendre, car, en général, l'organisation de la vente du lait est défectueuse.

Nous terminerons ce chapitre en produisant ici un document qu'a bien voulu nous adresser l'Administration des Hospices civils de Lyon, sur les quantités de lait qui lui sont nécessaires et leur provenance.

HOSPICES CIVILS DE LYON

CONSEIL GÉNÉRAL D'ADMINISTRATION

ADMINISTRATION CENTRALE

Passage de l'Hôtel-Dieu, N° 56

BUREAU DU SECRÉTARIAT GÉNÉRAL

Lyon, le 24 février 1916.

Le Président du Conseil général d'Administration des Hospices civils de Lyon à M. Porcher, professeur à l'Ecole nationale Vétérinaire d'Alfort.

Par suite de l'absence de M. Rabatel, secrétaire général, la lettre que vous lui aviez adressée pour obtenir des renseignements concernant la consommation du lait dans nos hôpitaux, n'est parvenue à l'Administration des Hospices que le jour où vous auriez désiré recevoir ces renseignements.

J'ai cru néanmoins devoir les recueillir. Vous voudrez bien les trouver ci-après :

ETABLISSEMENTS	Nombre de malades en 1913	Quantités annuelles de lait consommées (en litres)	Prix de l'hectolitre		NOMS DES FOURNISSEURS ACTUELS	OBSERVATIONS
			1913	1916		
Hôtel-Dieu	13.336	300.465	21 »	24,25	M. Arnaud des Essarts (Château de Marlieu, par la Tour-du-Pin (Isère).	
Charité [1]	14.376	139.909	21 »	24,25		[1] Sur les 139.909 litres de lait consommés à la Charité il y a 10.304 litres de lait stérilisé, dont le prix actuel est de 0,40 cm. le litre.
Croix-Rousse	5.414	126.571	22 »	25,25		
Saint-Pothin	6.939	156.215	22,40	25,30	M. Merle, 5, rue Duhamel, Lyon.	
Perron (Pierre-Bénite)	1.030	21.055	mémoire	mémoire	Exploitation Agricole de l'hospice.	
Ste-Eugènie (St-Genis-Laval)	1.994	46.187	21,75	24,30	MM. Pocachard, Berger, d'Aubarède	
Hospice des Vieillards	311	13.214	21 »	24,25	M. Arnaud des Essarts, Chât. de Marlieu.	
Hospice Debrousse	296	17.525	22,40	25,30	M. Merle, 5, rue Duhamel, Lyon.	

La tuberculination n'est pas exigée. Dans chaque établissement, le lait livré par les fournisseurs est fréquemment analysé par le service de la pharmacie. Le lait est toujours pasteurisé avant d'être distribué aux malades.

Le Président du Conseil,
Th. DIEDERICHS.

CHAPITRE IV

COMMENT S'EFFECTUE LA VENTE DU LAIT A LYON?

La vente du lait à Lyon s'effectue de diverses manières. Nous distinguerons deux types principaux ayant chacun plusieurs modalités :

1° *La vente directe du producteur au consommateur.*

2° *La vente par intermédiaire.*

Aux résultats de nos investigations personnelles, nous ajouterons quelques données intéressantes puisées dans le travail de M. Maurer.

I. — LA VENTE DIRECTE DU PRODUCTEUR AU CONSOMMATEUR

Elle est soit individuelle, soit collective.

A. VENTE INDIVIDUELLE

Cette vente est réservée aux producteurs qui habitent la ville même (NOURRISSEURS) ou dans les communes suburbaines.

Les nourrisseurs sont rares à Lyon, et ils disparaissent peu à peu, parce que les frais d'exploitation d'une vacherie dans une ville sont fort élevés.

Le type classique qui, à Lyon, vend directement son lait au consommateur est celui de la « laitière ».

La « laitière ». — La « laitière » passe toute la matinée en ville ; elle possède cheval et voiture ; elle ne peut guère emporter dans sa carriole qu'une centaine de litres, au grand maximum, répartis dans des des bidons ou « berthes » enfouis dans la paille et sur lesquels elle place les produits de son jardin qu'elle vendra en même temps que son lait. La distribution à domicile est pénible et ne peut guère porter que sur 40 à 50 litres ; le reste est cédé à des épiciers revendeurs.

Ce système de vente est trop dispendieux pour l'agriculteur, et c'est ce qui fait qu'il tend à disparaître.

« D'ailleurs, à mesure que les faubourgs industriels s'étendent, que les cultures horticoles et maraichères se développent à l'entour des centres urbains, la zone de de la production laitière recule, et bientôt la distance ne permettra plus au producteur d'apporter lui-même son lait en ville » (Maurer).

En application d'un arrêté du Maire, en date du 18 juillet 1896, les bidons doivent porter une plaque « lait écrémé » quand le producteur vend ce produit. Or, toutes les laitières en vendent. Les bidons qui n'ont pas la plaque sont supposés contenir du lait non écrémé. Ce sont eux qui servent à la livraison du lait aux clients dans les immeubles, les bidons avec plaque restant, ou devant rester, dans la voiture.

Les agents du Service de la Répression des fraudes doivent user de subterfuges pour démasquer la fraude, parce que le transvasement du lait du bidon à plaque dans le bidon sans plaque s'effectue au dernier moment, dans l'allée de l'immeuble, dont il est possible d'interdire l'accès aux agents.

La « laitière » est une grande fraudeuse et nous venons de voir comment elle s'y prend pour tromper, d'un côté, le client, de l'autre, l'agent du Service de la Répression des fraudes.

Elle ne donne aucune garantie d'hygiène. En somme, la « laitière » synthétise un type de livraison qui peut présenter des dangers pour la consommation, et il est curieux de constater que c'est cependant celui auquel la consommation, mal avertie, il faut bien le dire, accorde peut-être le plus de confiance.

Il est exclusivement individuel, et les producteurs qui s'y livrent échappent à toute formation syndicale ou autre.

« On estimait à 400, en 1904, le nombre des « laitières ». Il va en en diminuant chaque jour. Les laitiers détaillants de la ville demandent à la Municipalité de les taxer d'un droit de place correspondant à la patente. » (Maurer.)

Il faut évaluer à 20.000-25.000 litres le lait apporté à Lyon par les « Laitières ».

A côté des « laitières » qui ignorent tout des rudiments de l'hygiène du lait, il est à Lyon ou aux environs immédiats, quelques producteurs qui livrent directement du lait au consommateur ; ils sont, soit isolés, soit réunis en groupements qui font de la vente collective.

Les isolés ont plutôt en vue la production d'un lait de choix. C'est — nous citons d'après Maurer : —

M. Blain, directeur de la « Société des Laits hygiéniques »; la « Ferme de Champagne », qui a un magasin de vente aux Terreaux; Duprat-Ponce, à Oullins; M. Arnaud des Essarts, propriétaire-agriculteur à Marlieu (Isère), qui fait également du ramassage et expédie surtout aux Hospices civils de Lyon.

« La laiterie de Marlieu, nous écrit M. Arnaud des Essarts, située dans une région d'abondants paturages, reçoit des fermiers et propriétaires de ses environs immédiats des quantités de lait qui varient suivant les saisons.

« Elle se compose de plusieurs succursales, établies dans différentes régions du département, où le travail de laiterie est approprié aux quantités de lait reçu dans chaque établissement, et aux moyens de transport dont on dispose.

« Alors, que dans les succursales on ne fabrique que du beurre et différents fromages, qui sont expédiés dans le Midi et la région Lyonnaise, à Marlieu même se fait exclusivement la pasteurisation et la stérilisation des laits frais.

« Ce travail, très minutieux, se fait selon les principes de la technologie laitière moderne.

« Le lait, après traitement, est expédié chaque nuit par wagon complet sur Lyon, où il est distribué fort peu d'heures après l'expédition.

« Les établissements hospitaliers de la ville de Lyon en absorbent une grande partie. »

Nous ajouterons à cette liste, M. Richard du Montellier, et M. G. Teissier, propriétaire du Château de Civrieux d'Azergues. Celui-ci a vraiment résolu toutes les difficultés du problème, ainsi qu'on pourra s'en rendre compte par la description de son installation que nous avons été à même de visiter.

M. Richard du Montellier possède dans la Dombes une étable vaste, aérée, claire où habitent une quarantaine de vaches, vivant aux champs l'été, mais que l'on rentre toutefois pour la traite. Un point intéressant à signaler ici, c'est que, *immédiatement après la traite de chaque animal*, le lait est versé sur un petit réfrigérant genre Laurence, alimenté par une eau très fraîche venant d'un réservoir.

La Laiterie Hygiénique du domaine du Grand-Pré, à Civrieux-d'Azergues (Rhône), s'efforce de livrer au public lyonnais un lait pouvant être consommé *cru* sans danger. Toute la laiterie a été organisée pour atteindre ce but.

a) *L'étable* se trouve dans des conditions hygiéniques de premier ordre par sa situation éloignée de toute agglomération, dans un grand parc de 40 hectares, à 10 kilomètres du centre de Lyon.

Rien n'a été négligé pour l'aménagement très moderne de cette étable. Le bâtiment, éclairé électriquement est très aéré, avec une hauteur de plafond de 4 m. 80 sur une largeur de 7 mètres. L'eau, provenant d'une source très pure est amenée par une canalisation bien protégée jusque dans la mangeoire, ce qui en permet le nettoyage très facile avant chaque repas du bétail.

Les vaches sont toutes tuberculinées et visitées chaque mois par le vétérinaire. Aucune vache nouvelle n'est introduite dans l'étable sans qu'elle ait subi une quarantaine dans une étable séparée.

b) *L'alimentation* du bétail provient des seuls produits du domaine. On ne donne aux animaux, ni tourteaux, ni drêches, ou autres résidus des industries de fermentation.

L'abreuvement des animaux est très surveillé. Chaque vache a, à sa disposition, l'abreuvoir automatique hygiénique nommé « la Source », appareil permettant à l'animal de se verser à boire suivant ses besoins, en appuyant son muffle sur une soupape placée sur une conduite d'eau ; le jeu de la soupape règle le débit de la boisson.

c) *La traite.* — Pour cette opération, la plus grande propreté est exigée des employés du domaine. Chacun d'eux se revêt, pour traire, d'un sarrau d'infirmier. Les mains sont lavées à la brosse et au savon. Le pis de la vache est nettoyé. Les premiers jets de la traite ne sont pas recueillis.

Le lait est tiré dans un seau dont l'ouverture très réduite est fermée par un filtre en molleton, de telle sorte que le lait ne prend aucun contact avec l'atmosphère de l'étable. Il est aussitôt apporté dans un petit local séparé de celle-ci, où on le verse sur un réfrigérant après l'avoir filtré une seconde fois sur des rondelles d'ouate aseptique.

d) De ce petit local, le lait est transporté dans une salle où l'on procède à l'*embouteillage*.

Le lait est jeté dans un mélangeur à lait cylindrique en communication avec une tireuse automatique qui remplit les bouteilles. La bouteille, en verre blanc, est aussitôt bouchée avec une capsule métallique inviolable semblable à celle des bouteilles d'eau d'Evian.

e) Le *nettoyage des bouteilles* se fait par les appareils suivants :

1° Une roue à tremper avec un thermo-siphon de chauffage pour l'eau ;

2° Une brosseuse à plusieurs brosses marchant à 900 tours à la minute et mue par un moteur électrique ;

3° Une rinceuse-égoutteuse, fonctionnant aussi au moteur, produisant automatiquement plusieurs injections consécutives à l'intérieur des bouteilles et une irrigation continue à leur surface extérieure.

f) La *livraison* se fait aussi rapidement que possible après la traite par une voiture automobile.

En résumé, tout est bien assuré pour obtenir un *lait cru* pouvant être consommé tel par l'enfant ou le malade : vaches *saines*, *bien logées*, *bien nourries*, *proprement traites*, fournissant un lait *refroidi immédiatement* après la traite et qui est livré très rapidement.

Au total, tous ces producteurs isolés qui cherchent à élever la qualité du lait consommé à Lyon — et certains y arrivent d'une façon remarquable, — ne donnent pas, si nous en exceptons M. Arnaud des Essarts, qui fait en plus du ramassage, un gros chiffre de lait : 2 ou 3.000 litres tout au plus.

Les garanties qu'ils offrent à la consommation sont en général très grandes à tous points de vue.

B. VENTE COLLECTIVE

En ce qui concerne la *vente collective directe du producteur au consommateur*, nous dirons qu'une seule tentative de ce genre a été faite à Lyon ; c'est celle des agriculteurs de Saint-Priest.

Voici ce qu'en dit Maurer en 1908 :

« Le groupement a d'abord été constitué sous forme de Société anonyme par actions. Jusqu'à ces dernières années, toute la production laitière de la commune de Saint-Priest était apportée à Lyon par les voitures des laitières. Le lait, qui était vendu 0 fr. 30 en ville n'était payé par la laitière que 0 fr. 15 au producteur et cette dernière ne réalisait presque aucun bénéfice, étant donnés les frais considérables de ce mode de transport et de distribution.

« C'est pour réduire les frais de transport et augmenter d'autant le bénéfice réalisé sur la vente, que les agriculteurs de Saint-Priest se sont constitués en Syndicat. Ils ont essayé, d'abord, de la clientèle des laitiers détaillants de la ville ; devant leur insuccès, ils ont abordé la clientèle individuelle et livrent chaque jour, directement plusieurs centaines de litres aux consommateurs. Depuis quelque temps, le Syndicat s'est transformé en Société anonyme par actions et actuellement il cherche à s'organiser en véritable Coopérative de vente. »

M. Maurer paraît sceptique sur les résultats de cette vente coopérative.

« Nous doutons fort, dit-il, que malgré leur bonne volonté, les agriculteurs de Saint-Priest arrivent à un résultat appréciable. Car, ce qui rend presque impraticable à l'heure actuelle, pour les producteurs, l'emploi du système coopératif dans son intégralité, ce sont les difficultés que présente l'organisation de la vente en ville, et notamment l'impossibilité de régler la production sur la demande, impossibilité se traduisant en fait par la double nécessité d'avoir des réserves et de pouvoir transformer les invendus.

« Encore une fois, nous ne pensons pas que l'esprit coopératif soit arrivé à un degré de développement suffisant chez nos agriculteurs, pour leur permettre d'en venir de suite à une organisation semblable. »

M. Maurer a peut-être raison de douter de la réussite de la tentative des agriculteurs de Saint-Priest, mais l'avenir apportera peut-être à une opinion aussi réservée un démenti catégorique en montrant aux intéressés, les agriculteurs, mieux éclairés, tous les bienfaits de la coopération.

II. — LA VENTE PAR INTERMÉDIAIRE

C'est elle qui assure la vente des quatre cinquièmes du lait consommé à Lyon : 90.000 à 100.000 litres environ. Deux genres d'organisation se la partagent, d'une part des *Syndicats de laitiers détaillants*, d'autre part une *Société laitière*, « la Société laitière moderne ». Environ 75.000 à 80.000 litres sont vendus par les soins des « laitiers » et 15.000 par ceux de la « Société laitière moderne ».

A. LES SYNDICATS DE LAITIERS DÉTAILLANTS

C'est ici le moment d'examiner dans quelles conditions le lait est d'abord collecté pour être expédié à Lyon.

Le lait produit par les agriculteurs qui ne l'apportent pas eux-mêmes à Lyon est ramassé à la propriété ou à la ferme par des *collecteurs*, à moins qu'il ne soit apporté au domicile de ces derniers.

La distinction entre ces deux modes de cueillette naît surtout de la grandeur du territoire occupé par le groupement de producteurs composant une « ramasse ».

Si les producteurs habitent une commune dense, ils apportent eux-mêmes leur lait au collecteur ; au contraire, si la commune est grande et les producteurs éparpillés, ou si le ramassage porte sur plusieurs communes, c'est le collecteur qui se déplace et recueille le lait aux lieux de production.

Lorsque les producteurs sont rassemblés en Syndicats, comme c'est le cas dans la région de Meximieux, à Château-Gaillard près d'Ambérieu, à Loyes, Lignieux, Bourg-Saint-Christophe, Meximieux, les opérations de la collecte du lait sont semblables.

Parfois, le collecteur devient agent ramasseur du Syndicat auquel il se substitue, pour le contrôle et la responsabilité de la qualité et de la quantité de lait fournie par ses membres.

Le bénéfice du collecteur, quand celui-ci est son maître, sa rémunération, quand il est l'agent d'un Syndicat, n'ont habituellement pas la même origine suivant le cas envisagé. Si le collecteur agit pour son propre compte, il est acheteur chez le producteur et vendeur chez les laitiers lyonnais.

Il baisse son prix d'achat et élève son prix de vente en proportion des débours de toute nature qu'il doit supporter et du salaire qu'il tient à s'assurer.

« C'est un puissant personnage, véritable despote, imposant ses volontés au producteur comme au détaillant et prélevant un gros bénéfice. C'est un métier considéré comme des plus lucratifs et permettant de faire rapidement fortune. » (Maurer.)

Si le collecteur agit pour le compte d'un Syndicat, il est presque toujours déclaré adjudicataire en vertu d'un cahier des charges, qui fait peser sur lui la responsabilité marchande du service qu'il effectue et qui, en plus, détermine le prix d'achat du lait à la production.

Presque toujours, le collecteur, dans cette situation, reste maître de son prix de vente.

Voici une autre modalité que nous offre le Syndicat de Loyes. « Dans la commune de Loyes (Ain), il existe un Syndicat de défense depuis 1906. Il groupe à peu près tous les producteurs de lait de la commune. Son principal but est de favoriser la production et la vente du lait. Avant sa formation, le lait était vendu à des collecteurs qui faisaient eux-mêmes les prix. Aussitôt constitué, il passa un marché avec deux collecteurs qui prennent le lait à domicile et le paient un prix fixe, inférieur de 3 francs par hectolitre au prix payé pour le lait rendu en gare de Lyon-Brotteaux. »

Enfin, lorsque le Syndicat se charge lui-même de la vente, il paie à ses membres leur fourniture de lait au prix que lui paient ses acheteurs, déduction faite des débours qu'il doit supporter, notamment des frais d'expédition, transport du lait à l'aller et retour des bidons vides, quand il y a lieu, et le montant des cotisations syndicales.

A la gare expéditrice, collecteurs ou Syndicats se retrouvent et, bien que là, il n'y ait pas d'organisation légale, il y a une organisation de fait très bien définie, qui sauvegarde les intérêts de tous les intéressés.

C'est ainsi qu'au lieu d'expédier isolément leur lait, collecteurs et Syndicats s'associent tacitement pour n'expédier qu'à un seul nom tout le lait amené à la gare.

Ils bénéficient ainsi, tout d'abord des frais relatifs aux formalités d'expédition; puis ils forment par la réunion de leurs bidons, un tonnage suffisant pour bénéficier encore du tarif réduit que leur consentent les Compagnies de chemin de fer, lorsqu'une même expédition atteint le poids brut de 500 kilogrammes (tarif P. L. M., 14).

Le tarif du transport de lait sur le réseau de l'*Est-Lyonnais* est très réduit. Voici ce tarif (voir p. 54) :

Un tarif spécial, applicable au lait (tarif G. V., n° 14, pour denrées et plantes vivantes), a été mis en application sur le *P.-L.-M.*, le 25 octobre 1907. Pour que ce tarif s'applique, il faut qu'il s'agisse d'expéditions d'au moins 50 kilogrammes ou payant pour ce poids.

Voici les prix de ce barème :

Jusqu'à 100 kilomètres		par kilom.	0f24	par tonne.
De 101 kilom. jusqu'à	600 kilom.	—	0,13	—
De 601 —	— 700 —	—	0,12	—
De 701 —	— 800 —	—	0,09	—
De 801 —	— 900 —	—	0,07	—
De 901 —	— 1.000 —	—	0,06	—
De 1.000 —			0,05	—

Ce barème est jalonné par les prix suivants :

100 kilomètres. .	24 francs.	700 kilomètres. .	101 francs.
200 —	37 —	800 —	110 —
300 —	50 —	900 —	117 —
400 —	63 —	1.000 —	123 —
500 —	73 —	1.100 —	128 —
600 —	89 —		

Le retour des boîtes vides (bidons) a lieu franco. Le lait est taxé d'après son poids cumulé avec celui des boîtes. Le charge-

TARIF SPÉCIAL G.V. N° 3, POUR LE TRANSPORT DU LAIT DES GARES CI-DESSUS A LYON-EST

GARES	Distance en kilomètres	PRIX DU TRANSPORT PAR LITRE		
		jusqu'à 500 litres	au-dessus de 500 litres	par wagon de 3.000 l.
Décines	8	0,008	0,007	0,005
Meyzieu.	12	—	—	—
Pusignan	18	—	—	—
Janneyrias	21	—	—	—
Pont-de-Cheruy. . .	26	—	0,008	0,006
Crémieu.	32	—	—	—
Dizimieu	37	—	—	0,007
Saint-Hilaire-de-Brens.	39	0,009	—	—
Trept.	42	—	—	—
Soleymieu	47	—	—	—
Passin	52	0,010	0,009	0,008
Morestel	56	—	0,010	—
Thuelin	61	—	—	—
Les Avenières . . .	65	0,012	—	0,009
Aoste Saint-Genix . .	72	—	0,011	0,010
Arandon.	52	0,010	0,009	0,008
Poleyrieu-Mépieu . .	57	—	0,010	—
Quirieu.	59	—	—	0,009
Bouveste	62	0,012	—	0,0010
Montalieu	64	—	—	—

Le litre de lait, pot compris, est accepté pour 1.250 grammes. — Le retour des bidons est gratuit. — Le chargement est effectué par l'expéditeur, le déchargement par le destinataire, à leurs frais et risques. En conséquence, les frais de manutention à percevoir sont réduits aux seuls frais de gare de 0,20 à chaque extrémité par toute chargée, soit un tout de 0,40 par tonne pour ces deux opérations.

ment et le déchargement du lait sont faits par les soins des expéditeurs et des destinataires. En conséquence, pour chacune de ces opérations, il est déduit o fr. 30 par tonne des frais accessoires fixés par l'article 25 des Conditions générales d'application des tarifs généraux de grande vitesse (extrait du Tarif spécial G. V., n° 14),

Sur la ligne de l'*Ouest-Lyonnais*, les frais de transport du lait sont de o fr. 36 par tonne kilométrique, plus 2 francs par tonne pour manutention et frais de gare, plus encore 2 fr. 50 de supplément par tonne pour le trajet de Saint-Just à Saint-Jean (chemin de fer à crémaillère). Le chargement et le déchargement sont à la charge de la Compagnie, ainsi que le retour des bidons vides.

L'expéditeur en nom pour les formalités prend le titre de « chef de feuille ».

L'ensemble du lait ainsi envoyé à Lyon est reçu aux gares de cette ville par des groupements analogues à ceux qui en ont surveillé l'expédition. Il peut se faire que deux de ces groupements reçoivent en commun à la même gare les envois qui leur sont destinés: il y a bien encore quelques réceptions individuelles, mais il s'agit, dans ce dernier cas, de quantités très réduites.

Comment le lait expédié globalement et reçu globalement est-il remis à son destinataire spécial?

Le moyen employé est simple. Chaque bidon (généralement les bidons sont de 15 litres et ils pèsent 20 kilogrammes), porte une marque distinctive, dessin ou couleur. Beaucoup de ces couleurs sont à base de sels de plomb, ce qui ne devrait pas être. Cette marque varie avec l'expéditeur et le destinataire.

Il est donc facile d'assurer aussi bien la réception que le renvoi du bidon du même Syndicat ou collecteur, au même laitier détaillant, et inversement.

A Lyon, ou plus exactement dans l'agglomération

lyonnaise, tous les laitiers détaillants (à l'exception des commerçants qui ne vendent du lait qu'accessoirement, tels que les épiciers), sont groupés en deux Syndicats : l'un, le *Syndicat des Laitiers patentés de la ville de Lyon*, qui rayonne sur l'ensemble de l'agglomération, et comprend autant de sections intérieures qu'il y a de gares principales de réception du lait; l'autre, le *Syndicat des Patrons laitiers*, dont les membres n'habitent et ne desservent que le quartier élevé du IVe arrondissement (la Croix-Rousse) et les parties hautes du Ier arrondissement qui confinent à la Croix-Rousse. Tous les membres de ce dernier Syndicat reçoivent leur lait à la gare de la Croix-Rousse.

Tous les Syndicats, tant de production que de laitiers détaillants, sont formés sous les auspices de la loi du 21 mars 1884 sur les Syndicats professionnels.

Dans les rapports de ces Syndicats entre eux, ou dans ceux des Syndicats de laitiers détaillants avec les collecteurs, on aperçoit plusieurs modalités.

C'est ainsi que les Syndicats de production vendent toujours leur lait syndicalement, alors qu'au contraire, les Syndicats de laitiers détaillants laissent fréquemment leurs membres libres de traiter leurs achats à leur gré, tant que les intérêts de la collectivité ne risquent pas d'être compromis par des fluctuations exagérées des cours.

A part quelques exceptions, le lait reçu à Lyon est presque toujours transporté aux frais et sous la responsabilité des expéditeurs. Le laitier lyonnais n'en prend possession qu'à la gare d'arrivée.

Le retour des bidons s'effectue dans les mêmes

conditions, bien que ces bidons appartiennent aux laitiers lyonnais.

Le lait qui est expédié à Lyon — nous venons de voir dans quelles conditions —, est reçu dans les différentes gares de cette ville par les laitiers détaillants eux-mêmes. Ils vont l'y chercher dans des voitures à bras qui sont tout à fait couleur locale.

Qui ne connaît ces petites carrioles assez basses sur roues, peintes souvent en rouge vif, traînées par un garçon laitier, jeune, aux manches retroussées, aux vêtements pas toujours très propres, aidé d'un chien qui, toute la langue dehors, tire le véhicule avec courage, en jappant le long de la route ?

L'attelage est pressé de se rendre à la gare à l'heure des trains ; il l'est bien davantage encore en en revenant. Il faudra faire vite à la boutique, remplir les bouteilles, se hâter d'aller chez le consommateur, car la clientèle est instable, et c'est le premier qui arrive qui servira celle-ci.

Au coup de sifflet du garçon laitier, dans la cour de l'immeuble, les fenêtres des cuisines s'ouvrent pour indiquer à celui-ci qu'on désire du lait. Il ne monte donc que s'il est appelé. Mais le client ne connaît généralement pas celui qui lui vend le lait. *C'est un laitier, mais ce n'est pas M. X... laitier, habitant à tel endroit.*

C'est là un état de choses fort critiquable qui n'est pas fait pour améliorer la qualité du lait vendu. Le consommateur n'a à s'en plaindre qu'à lui ; il devient le complice inconscient de la fraude quand elle existe, car la facilité avec laquelle il se laisse tromper est un parfait encouragement au fraudeur ou au mauvais fournisseur à persister dans sa manière de faire.

La carriole est souvent trop petite, des bidons sont placés de travers, sur les côtés, parfois aussi sur les brancards; ils sont mal fermés et, dans les cahots du transport, du lait est répandu sur le sol. Le transvasement du lait d'un pot dans l'autre se fait souvent sur la voie publique, au bord du trottoir; le garçon oublie quelquefois de poser le couvercle du bidon dans lequel il a puisé pour répondre à la demande du client et, durant sa courte absence, le lait reste exposé aux pollutions de toutes sortes : atmosphériques et autres. Nous avons maintes fois vu des chiens lever la patte sur des bidons laissés quelques minutes sur le trottoir et....., le bidon était parfois ouvert !

La livraison à domicile par le laitier détaillant est donc pénible. Il faut toujours courir et toujours monter les étages.

La boutique de vente peut être également l'objet d'une critique sévère. Certes, il en est de bien tenues, mais il en est un certain nombre où les soins élémentaires de propreté font défaut.

La boutique est généralement petite, allongée en boyau ; un bac en ciment est d'un côté, il renferme une eau trop rarement renouvelée et dans laquelle plongent les bidons dont on a enlevé le couvercle, croyant obtenir ainsi une plus grande réfrigération du lait destiné à la vente.

Dans cette boutique, on vend d'autres denrées : de l'huile, des fromages, des pommes de terre, des légumes secs. Un médecin de nos amis a pu voir, dans une laiterie, le châssis sur lequel on fait sécher le linge après lavage et que l'on remonte au plafond, fixé juste au-dessus du bac en ciment.

Le lavage des bidons se fait très souvent sur la voie publique ; les « berthes » sont rangées sur le trottoir et reçoivent à tour de rôle une eau chaude carbonatée qui sert à toute la série, ce qui fait que les dernières n'ont plus qu'une eau trouble, complètement jaunâtre ; le lavage se fait à la main ; le garçon laitier, sa manche de chemise retroussée, plonge son bras dans le bidon et brosse avec plus ou moins de soin et de commodité les parois intérieures et le fond du récipient.

Ce lavage est insuffisant, il ne donne pas assez de garanties. Il est certes loin de valoir le lavage minutieux tel qu'il est pratiqué dans les grandes laiteries : lavage mécanique dans une eau sodique maintenue continuellement très chaude, suivie d'un ébouillantage par de la vapeur sous pression, puis d'un rinçage par un jet d'eau froide violemment projeté à l'intérieur du bidon.

Les laitiers détaillants procèdent, pour la plupart, à la pasteurisation ; quelques-uns, ceux qui traitent plusieurs centaines de litres de lait, peuvent avoir chez eux une petite installation autonome ; mais les autres confient la pasteurisation aux soins d'entrepreneurs qui ont créé une installation aux alentours des gares. Près la gare des Brotteaux, il existe une organisation de ce genre, dirigée par MM. Luizet et Berthoud. Elle donne d'excellents résultats. C'est à elle qu'est dû ce fait que tous les laitiers du VIe arrondissement vendent du lait pasteurisé.

Le nombre des laitiers par arrondissement nous a été donné, il y a quelques années, avant la création d'un VIIe arrondissement. En voici le détail qui doit être valable, à quelques unités près, pour le temps présent :

		Nombre de ceux qui pasteurisent
Premier arrondissement.	43	39
Deuxième arrondissement	34	20
Troisième arrondissement	123	69
Quatrième arrondissement (Croix-Rousse).	43	Aucun
Cinquième arrondissement.	39	30
Sixième arrondissement	114	Tous
Total	396	

A ces 400 laitiers de Lyon même il faut ajouter ceux de Villeurbanne, de Caluire et de Cuire, et nous atteindrons ainsi aisément le chiffre de 500.

Quand nous aurons dit que beaucoup d'épiciers, de marchands de légumes, vendent également du lait, nous pourrons juger de l'extrême diffusion du commerce du lait, diffusion très préjudiciable à une amélioration à base hygiénique de cet aliment.

« Les consommateurs se plaignent de tous côtés, dit M. Maurer, et la seule méthode de vente pratiquée suffit déjà à faire craindre que les plaintes soient fondées. En général et quelle qu'en soit la provenance, pourrait-on dire que c'est du bon lait que celui qu'offrent la plupart des laitiers de la ville ?

« Plus qu'ailleurs, semble-t-il, le commerce du lait est, dans notre ville, *morcelé* et *mal organisé*. Il y a à Lyon 800 laitiers patentés qui vendent environ 90.000 litres par jour. Sur ces 90.000 litres, 5.000 sont vendus par les Sociétés laitières dont nous parlerons plus loin.

« Il reste donc, pour prendre des chiffres ronds, que chaque laitier de quartier n'a à vendre journellement que 100 litres. Prenons cette moyenne. Or, le laitier vend d'ordinaire son lait — ceci résulte d'une enquête discrète auprès des détaillants — 0 fr. 10 plus cher qu'il ne l'a payé, 100 $\times$ 0 fr. 10 = 10 fr., auxquels on peut ajouter une moyenne de 5 francs de bénéfices produits par la vente des denrées dont souvent les laitiers complètent leur commerce : beurre, fromage, œufs, chocolat, etc.

« Là-dessus, ils ont à payer leur loyer, leur patente, un garçon livreur, des frais généraux d'éclairage, etc., et il faut encore qu'ils vivent. Il semble donc difficile qu'ils ne soient pas tentés, pour augmenter leurs recettes, d'allonger un peu leur lait. »

B. LA « SOCIÉTÉ LAITIÈRE MODERNE »

Créée en 1908, elle a fait suite en réalité à une installation plus modeste dont le développement avait été contrarié par les défectuosités de l'outillage.

Pour travailler le lait avec profit, il faut s'adresser à toutes les ressources de la technologie moderne, utiliser largement la vapeur et le froid pour toutes les manipulations que doit subir le lait, pour nettoyer les appareils, pour pasteuriser, pour conserver après pasteurisation, etc.

Il faut prévoir le travail des invendus qui font courir tant d'aléas au petit détaillant, et les transformer en beurre et fromage.

La Société Laitière moderne est un intermédiaire qui a entendu calquer les grandes usines de l'étranger : Copenhague, Stockholm, etc.

Voici quelques renseignements que son directeur nous a adressés :

Dans son usine du cours Gambetta, elle reçoit le lait, le pasteurise et l'embouteille.

Approvisionnement. — Le lait est acheté soit aux producteurs, soit à des ramasseurs qui font le commerce pour leur compte. Dans le premier cas, il est ramassé par des employés de la Société.

Transport. — Le lait, qui est refroidi sitôt après le ramassage, est mis en gare une ou deux fois par jour, suivant les époques et les régions, dans des bidons de 30 litres appartenant à la Société. Sitôt arrivé à Lyon, ce lait est transporté à la station centrale, où il est pasteurisé.

Pasteurisation. — Tout le lait reconnu propre à la vente est pasteurisé à 85 degrés et refroidi à + 2 degrés. Du réfrigérant, il tombe directement dans des cuves étamées placées dans une chambre frigorifique qui est maintenue entre 0 et + 4 degrés. Il y reste jusqu'au soutirage.

Livraisons. — Le lait est livré deux fois par jour, soit en bidons plombés, soit en bouteilles cachetées, au moyen de camions et fourgons à chevaux.

Invendus. — A chaque livraison, les livreurs relèvent le lait qui reste dans les magasins de la livraison précédente. Ce lait est livré à la fabrication et transformé en beurre et fromages. Ces invendus, qui atteignent parfois une proportion élevée, sont une source de pertes. Il faut chercher par tous les moyens à les faire diminuer.

Soins au lait. — La Société Laitière moderne fait les plus grands efforts pour améliorer la qualité du lait. Par de fréquentes circulaires, par les livrets des producteurs qui portent en première page quelques recommandations, par des conférences chez les producteurs, par des visites fréquentes chez les collecteurs et les producteurs, elle arrive à améliorer, bien lentement il est vrai, les conditions déplorables dans lesquelles la traite et le transport du lait se font habituellement.

Nous sommes arrivés, dans certaines régions, à faire sortir les fumiers tous les jours, ce qui ne se faisait que tous les huit ou quinze jours, voire même tous les mois.

Le lait est filtré et refroidi après la traite, puis mis à l'abri des poussières. Les ustensiles sont tenus plus proprement et ne servent plus à tous les usages, comme précédemment.

Il y a beaucoup à faire dans ce domaine, mais les difficultés sont telles que les progrès ne peuvent être que très lents. Le cultivateur n'aime pas les innovations, et la concurrence acharnée qui existe dans le rayon qui alimente Lyon empêche les acheteurs sérieux de se montrer exigeants.

Le mouvement d'affaires de la « Société Laitière moderne » est résumé dans les lignes ci-dessous :

VENTE DE LAIT

	NOMBRE DE LITRES PAR ANNÉE	NOMBRE DE LITRES PAR JOUR	NOMBRE DE SUCCURSALES
1908	850.000	2.360	4
1909	2.035.000	5.650	4
1910	3.760.000	10.440	6
1911	3.570.000	9.920	7
1912	4.050.000	11.250	16
1913	4.620.000	12.830	31
1914	4.500.000	12.780	40
1915	5.520.000	15.300	42

	NOMBRE DE STATIONS DE RAMASSAGE	NOMBRE DE SUCCURSALES
1908	2	4
1909	4	4
1910	38	6
1911	27	7
1912	30	16
1913	36	31
1914	36	40
1915	49	42

Voici quelques remarques touchant l'approvisionnement de Lyon qui nous sont faites en même temps par le directeur de la « Société Laitière moderne ». Nous tenons à les publier parce qu'elles nous paraissent fondées.

Approvisionnement de Lyon. « Lyon, qui est cependant placé dans un centre laitier, n'est pas ravitaillé en lait comme il devrait l'être. Le ramassage, comme la distribution du lait à la clientèle, sont si divisés, que l'organisation, le contrôle, deviennent des plus difficiles. A part deux stations de pasteurisation et rafraîchissement que nous possédons dans l'Isère et l'Ain, tout le lait qui alimente Lyon arrive presque sans aucun soin. Quelques expéditeurs font tremper les bidons dans l'eau plus ou moins fraîche avant le départ du train, mais aucun ne possède un réfrigérant.

Les trains ne correspondent pas toujours avec l'heure de la traite, et si les tournées de ramassage sont un peu longues, le lait du matin n'arrive que dans l'après-midi en gare pour être livré à la consommation le lendemain seulement. Il y a dans cette pratique défectueuse une source de pertes considérables ; il n'est pas exagéré de dire que, dans la période qui s'écoule du 15 avril au 15 octobre, un pourcentage élevé des arrivages est inutilisable pour la vente ».

CHAPITRE V

LE LAIT POUR ENFANTS A LYON

Les œuvres qui s'occupent de la première enfance sont fort nombreuses à Lyon.

Les Consultations Budin, la Société protectrice de l'Enfance, l'Œuvre des Poupons des Brotteaux, les Crèches municipales, pour ne citer que les principales, assistent beaucoup d'enfants du premier âge, mais elles savent combien sont grandes les difficultés qu'elles rencontrent parfois, les années chaudes par exemple, pour se procurer du lait.

La terrible année 1911 a amené le désarroi chez celles d'entre elles qui recevaient leur lait d'un ramasseur.

Quels qu'aient été les soins apportés par celui-ci pour soumettre à une pasteurisation sévère le lait destiné à ces œuvres afin qu'il leur arrive en bon état, il leur parvenait trop souvent hyperacide et caillé, en raison des hautes températures estivales de cette année-là.

Aussi, devant les difficultés de se procurer un bon

lait destiné aux enfants des familles nécessiteuses, difficultés qui se renouvellent tous les ans au moment de l'été, la Ville de Lyon a pris, il y a onze ans, l'initiative de créer une installation complète, vacherie et usine de stérilisation.

La vacherie fournit du lait à environ 350 enfants dont les parents reçoivent le lait qui leur est destiné par l'intermédiaire des crèches que la Ville a créées dans chaque arrondissement; 350, c'est peu sur les 3.000 enfants des mêmes couches sociales qui naissent en moyenne annuellement dans les hôpitaux de Lyon. Le quart environ est assisté, c'est-à-dire allaité gratuitement, soit par la Ville, soit par les œuvres privées que nous avons mentionnées un peu plus haut. Les trois autres quarts consomment du lait de commerce. Ajoutons-y la plus grande partie des autres enfants qui naissent en dehors des maternités, car bien peu relativement de ceux qui ne sont pas nourris au sein sont à même de consommer un lait dont la production a été entourée de soins désirables. Nous cherchons en vain ce lait à Lyon, en quantités telles du moins que tous ceux qui en aient besoin reçoivent satisfaction.

LA LAITERIE MUNICIPALE DU PARC

L'histoire de la Laiterie municipale est pleine d'intérêt au point de vue de l'étude de la municipalisation des services d'alimentation.

Voici d'abord des documents officiels qui ont trait à l'édification de l'installation de la vacherie.

PREMIER RAPPORT DU MAIRE

Construction d'une vacherie et installation du service de stérilisation du lait au parc de la Tête-d'Or.

RAPPORT DE M. LE MAIRE

Messieurs, j'ai l'honneur de vous soumettre un projet de construction, dans le parc de la Tête-d'Or, d'un bâtiment comprenant une étable pour quarante vaches, un logement de vacher et enfin des locaux destinés à recevoir le matériel nécessaire à la stérilisation du lait et à sa distribution dans les diverses crèches de la Ville.

Ce projet a été dressé par M. Garnier, architecte; sa mise à exécution nécessitera une dépense évaluée au devis à la somme de 70.744 fr. 90.

Cette dépense est relativement importante; mais il y a lieu d'espérer qu'elle sera atténuée par les rabais d'adjudication. Il n'est pas douteux, d'autre part, que la construction d'une vacherie permettra de réaliser une économie très sensible sur le prix de revient du lait.

A l'heure actuelle, le lait fourni par la Société des Laits hygiéniques coûte, stérilisation non comprise, 33 centimes le litre, ce qui, à raison de 210 à 215 litres par jour, représente une dépense annuelle de plus de 25.000 francs.

L'on peut, sans crainte de mécomptes, évaluer à 20 centimes au maximum, le prix auquel reviendra à la Ville le litre de lait fourni par la vacherie municipale. L'économie annuelle atteindra donc, vraisemblablement, 10.000 francs environ, de telle sorte que, sans même augmenter le crédit de 40.000 francs inscrit au budget, on pourra, en faisant emploi de cette économie, admettre un plus grand nombre d'enfants au bénéfice de la distribution du lait stérilisé.

C'est, d'ailleurs, en prévision de ce développement ultérieur du service, que l'étable a été prévue pour recevoir quarante vaches.

Indépendamment de cet avantage, la création d'une

vacherie permettra d'utiliser sur place, et dans les meilleures conditions, le foin produit par les prairies du Parc.

Je vous propose d'approuver le projet qui vous est soumis et de décider que les travaux seront exécutés par voie d'adjudication publique, à l'exception de ceux qui forment les trois derniers lots : fumisterie, plomberie et électricité, clôture. Ces trois lots feraient l'objet d'une adjudication restreinte.

Quant à la dépense, elle sera prélevée, jusqu'à concurrence de 55.000 francs, sur le crédit de pareil chiffre qui figure au projet de budget supplémentaire de l'exercice courant et, pour le surplus, sur un crédit à inscrire au chapitre III du budget de l'année 1905.

Lyon, le 10 novembre 1904.

Le Maire de Lyon,
Victor AUGAGNEUR.

RAPPORT DE LA COMMISSION GÉNÉRALE

Messieurs, le projet de construction d'une vacherie au parc de la Tête-d'Or, qui nous est présenté par l'Administration, donnera satisfaction à de nombreuses familles pauvres, auxquelles nous ne pouvons actuellement distribuer gratuitement du lait stérilisé, notre crédit étant insuffisant.

J'ai également la conviction que ce nouvel essai d'exploitation directe par la Ville donnera d'excellents résultats à tous les points de vue.

En conséquence, Messieurs, au nom de la Commission générale, je vous prie d'adopter les conclusions de l'Administration, en la priant, en raison de l'urgence, de demander à M. le Préfet d'abréger les délais de publicité pour la mise en adjudication.

Le Rapporteur,
CURTELIN.

(Mises aux voix, ces conclusions sont adoptées.)

DEUXIÈME RAPPORT DU MAIRE

Construction d'une vacherie et installation du Service de Stérilisation du lait au parc de la Tête-d'Or. — Modifications au projet primitif.

RAPPORT DE M. LE MAIRE

Messieurs, par une délibération du 5 décembre dernier, vous avez approuvé un projet dressé en vue de la construction, dans le parc de la Tête-d'Or, d'un bâtiment comprenant une étable avec ses dépendances, pour quarante vaches, un logement de vacher et des locaux destinés à recevoir le matériel nécessaire à la stérilisation du lait.

L'exécution de ce projet comporte une dépense de 70.744 fr. 90, répartie en onze lots. Les huit premiers lots, formant un total de 54.784 francs, ont été mis en adjudication publique le 9 janvier courant et ont donné lieu à des rabais s'élevant ensemble à la somme de 12.935 fr. 10.

J'ai pensé qu'il convenait de mettre à profit une partie des bonis ainsi obtenus pour améliorer le projet en cours d'exécution.

Dans des plans qui ont été adoptés, l'étable se trouve placée à l'une des extrémités du bâtiment, de façon à pouvoir être facilement agrandie dès que le besoin s'en fera sentir.

Or, le jour où une telle éventualité se produira, il sera impossible d'agrandir proportionnellement les locaux destinés au Service de Stérilisation. Il est donc préférable d'augmenter, dès à présent, la surface de ces locaux.

D'autre part, il a paru nécessaire de disposer deux pièces supplémentaires au premier étage, afin de permettre de confier à un vacher marié la garde de l'étable et de ses dépendances.

Enfin, d'autres améliorations de détail ont également été prévues sur les plans modifiés qui ont été dressés par l'architecte, M. Garnier, et que j'ai l'honneur de vous soumettre.

L'augmentation de dépense nécessaire pour la réalisation de ces améliorations s'élève, d'après le devis supplémentaire joint au dossier, à la somme de 9.633 fr. 40, rabais non déduits.

Je vous propose, Messieurs, d'approuver ce devis supplémentaire et de décider que la dépense nouvelle de 9.633 fr. 40 sera prélevée sur les bonis d'adjudication.

Lyon, le 23 janvier 1905.

Le Maire de Lyon,
Victor AUGAGNEUR.

RAPPORT DE LA COMMISSION GÉNÉRALE

Messieurs, l'Administration nous propose certaines modifications au projet primitif des bâtiments de la vacherie à installer au parc de la Tête-d'Or, notamment l'agrandissement des locaux devant servir au Service de la Stérilisation.

Elle nous propose, en outre, de disposer deux pièces au premier étage pour le logement d'un vacher marié.

Il est certain, Messieurs, qu'il est indispensable de pouvoir loger un vacher pour s'occuper d'un nombre aussi considérable d'animaux, pour tirer le lait et pour les soigner.

Je prie donc le Conseil municipal d'adopter les propositions de l'Administration, d'autant plus que les fonds nécessaires seront pris sur les rabais d'adjudication.

Le Rapporteur,
CURTELIN.

(Mises aux voix, ces conclusions sont adoptées).

Voici la description que donne M. Maurer de la Laiterie municipale du Parc.

« L'installation est moderne et semble pratique. L'étable est spacieuse et éclairée par de hautes fenêtres.

Elle est surmontée d'une grange et bâtie sur cave-silo desservie par des monte-charges. Dans l'étable, les râteliers et les mangeoires sont supprimés et remplacés par une ingénieuse disposition. Un bâti en ciment s'élevant à la hauteur de la tête de l'animal court de chaque côté d'un couloir central, assez large pour donner passage à un char. La coupe verticale de ce bâti présente l'aspect d'une table un peu surélevée, d'environ 40 centimètres de largeur, et servant à disposer la nourriture des bêtes, puis d'une cuvette qui sert alternativement de mangeoire et d'auge. Ces cuvettes, isolées les unes des autres, ont chacune un robinet qui y amène à volonté eau chaude et eau froide, et un autre robinet servant à vidanger.

« Les vaches sont choisies par le vétérinaire attaché à l'établissement. On s'applique à avoir des vaches portant tous les signes de bonnes laitières plutôt que des bêtes de forme irréprochable. C'est la race montbéliarde qui domine. Toutes les bêtes sont tuberculinées.

« L'entretien d'une bête revient à 2 francs par jour, soit 730 francs pour l'année.

« Une vache donne en moyenne 8 litres de lait par jour, soit 2.880 litres par an.

« Pour calculer le prix de revient du litre de lait, il faut déduire des 730 francs de frais le prix du veau, vendu environ 50 francs à huit jours.

730 — 50 = 680 francs.

« Donc, le litre de lait revient approximativement

à 680 : 2.880 = 0 fr. 235.

« Ce lait est stérilisé par un procédé simple et hygiénique (on stérilise à 110 degrés pendant une heure), ce qui élève son prix de revient à 0 fr. 33 environ. Il est livré en topettes de 100 à 120 grammes aux Crèches municipales, où il est distribué aux indigents. »

Nous avons visité en détails la Laiterie du Parc, et il ne nous a pas apparu que l'installation, celle de la vacherie, du moins, fut *moderne,* comme le dit M. Maurer. Nous avons assisté un jour à la traite et avons pu constater qu'elle n'était pas faite avec toute la propreté désirable. Enfin, notre surprise a été très grande de rencontrer en un coin, deux taureaux, le père et le fils, produits de l'étable, conservés pour la reproduction.

C'est d'une mauvaise économie, croyons-nous, de posséder là des femelles laitières qui ne soient pas toujours en plein rendement. Il est coûteux de les nourrir lorsque leur mamelle sécrète peu ; il l'est également de nourrir deux taureaux reproducteurs.

Nous dirons très nettement que les calculs mentionnés par M. Maurer, et qui ont dû lui être communiqués, et, a *fortiori*, ceux dont il est question dans le premier rapport du maire, sont erronés, et que le prix de revient du litre est autrement plus élevé que celui dont parlent ce travail et ce rapport. Rien n'est plus facile à établir. Nous nous adresserons aux chiffres du budget municipal.

Le budget pour 1913 est établi ainsi (p. 73) :

En annexe on a (p. 74) :

Celui de 1914 est (p. 75) :

BUDGET DE 1913

Nos d'ordre	NATURE ET DÉTAIL DES DÉPENSES			Dépenses constatées en compte de 1911	Crédit admis pour 1912	DÉPENSES A FAIRE EN 1913		
						Propositions du maire	Vote du Conseil municipal	Fixations admises par décret présidentiel
185	*Vacherie municipale et station de stérilisation du lait :*							
	Personnel.			19.276	19.000	19.750	19.750	19.750
	SITUATION AU 1er JANVIER 1913							
	Etable. 1 vétérinaire.	500						
	Etable. 1 chef vacher	1.800	7.400					
	Etable. 3 vachers de 2e classe à 1.700 .	5.100						
	Stérilisation. 1 chef de station	1.850						
	Stérilisation. 2 infirmiers à 1.700	3.400	10.450	19.200				
	Stérilisation. 2 préposés à 1.700.	3.400						
	Stérilisation. 2 apprentis à 900	1.800						
	Indemnités aux chefs de dépôts pour la distribution du lait.		1.350					
	Prévisions pour promotions, créations d'emplois et relèvement du salaire des vachers			550				
	SOMME ÉGALE			19.750				
186	*Vacherie municipale et station de stérilisation du lait :*							
	Matériel et dépenses diverses			39.500	39.500	40.500	40.500	40.500
	Etable :							
	Achat, échange et nourriture des vaches	27.000	28.000					
	Entretien et renouvellement du matériel, frais divers	1.000						
	Emploi du produit de la vente des animaux de la Vacherie municipale (voir la recette correspondante à l'article 148 du chapitre premier).		4.500					
	Stérilisation : entretien et renouvellement du matériel, frais divers		8.000					
	SOMME ÉGALE		40.500					

ANNEXE AU BUDGET DE 1913

Numéros d'ordre	NATURE DES DÉPENSES	CRÉDITS PROPOSÉS		Crédit admis par le Président de la République	OBSERVATIONS
		par le maire	par le Conseil municipal		
226	Personnel de la vacherie. . . .	3.175	3.175	3.175	A réunir à l'article 185 du chapitre I.
227	Matériel de la vacherie	8.500	8.500	8.500	A réunir à l'article 186 du chapitre I.

BUDGET DE 1914 :

Nos d'ordre	NATURE ET DÉTAIL DES DÉPENSES	Dépenses constatées au compte de 1912	Crédit admis pour 1913	DÉPENSES A FAIRE POUR 1914		
				Propositions du Maire	Votes du Conseil municipal	Fixations admises par décret présidentiel
188	*Vacherie municipale et stérilisation du lait :*					
	Personnel	21.016 13	19.750	21.300		
	SITUATION AU 1er SEPTEMBRE 1913					
	Etable. { 1 vétérinaire 500; 1 chef vacher 2.100; 3 vachers de 2e classe à 1.825 5.475 } 8.075					
	Stérilisation. { 1 chef de station 2.100; 2 infirmiers à 1.825 3.650; 2 préposés à 1.825 3.650; 2 apprentis à 900 1.800 } 11.200					
	Indemnités aux chefs de dépôts pour la distribution du lait 1.350 — (total) 20.625					
	Prévisions pour travaux supplémentaires, suppléances, etc. 675					
	SOMME ÉGALE 21.300					
189	*Vacherie municipale et station de stérilisation du lait :*					
	Matériel et dépenses diverses	48.571 19	40.500	49.000		
	Etable :					
	Achat, échange et nourriture des vaches 27.000 }					
	Entretien et renouvellement du matériel, frais divers 1.000 } 2.800					
	Emploi du produit de la vente des animaux et des fumiers de la Vacherie municipale (voir recette correspondante à l'article 150 du chapitre premier) 4.500					
	Achat du lait dans le commerce 8.800					
	Stérilisation : entretien et renouvellement du matériel, frais divers 8.500					
	SOMME ÉGALE 49.000					

Le budget de 1913 se monte à

19.750 + 40.500 = 60.250 francs.

Il ne faut même pas en déduire les 4.500 francs du produit de la vente des animaux qui ont été remplacés par d'autres, puisque cette somme est restée au compte de la laiterie et y a trouvé son utilisation. Il faut, au contraire, y ajouter les 11.675 francs du budget supplémentaire, ce qui élève, en réalité, le budget total, pour l'année 1913, à 71.925 francs.

En 1914, ce même budget atteint 70.300 francs au titre ordinaire ; nous ne savons pas s'il y a eu un budget supplémentaire.

Cette réserve faite, on peut dire que, en 1913 et 1914, les dépenses ont été sensiblement les mêmes pour trente-cinq à quarante vaches environ, fournissant en moyenne 300 ou 350 litres par jour.

Que nous sommes loin du chiffre prévu dans le premier rapport du maire, qui pensait économiser 10.000 francs sur les 25.000 antérieurement dépensés par la Ville pour obtenir le lait stérilisé nécessaire aux enfants pauvres des Crèches ! Le litre de lait fourni par la Laiterie municipale du Parc revient à environ 0 fr. 75 ; ce n'est pas là le prix de 0 fr. 20 prévu comme maximum auquel il devait revenir !

La Municipalité a été mal renseignée sur le coût de l'opération, mal éclairée sur les aléas qu'elle devait faire courir un jour aux finances dont elle peut disposer. C'est un fait que nous tenons à signaler.

Du reste, ce n'est pas un des moindres inconvénients de la municipalisation que de se leurrer sur le coût d'une entreprise dans laquelle elle veut se lancer.

On vante le bon marché du système proposé, mais rapidement les prévisions sont dépassées. La balance du doit et de l'avoir est effectuée avec une méconnaissance parfois très marquée d'un grand nombre de conditions du problème à résoudre. Rien d'étonnant que des mécomptes, au surplus faciles à prévoir de bonne heure, soient rapidement possibles ; on tire en quelque sorte des lettres de change sur l'avenir pour les éluder, sachant très bien qu'une fois engagée dans une affaire, il sera difficile à la Ville d'en sortir.

Nous dirons très catégoriquement notre opinion. La Laiterie du Parc, telle qu'elle est, est une erreur. L'argent porté au budget pour son fonctionnement a un piètre rendement. Il peut être plus fructueusement employé, et nous pensons qu'un autre système pourrait donner des résultats bien autrement meilleurs. Ce n'est plus alors à 350 enfants que la Ville pourrait fournir du lait, mais bien au double. Nous pensons que l'industrie privée serait à même de fournir à un prix rémunérateur pour elle et avantageux pour la Ville un très bon lait stérilisé pour les enfants des Crèches municipales.

Plusieurs œuvres qui s'occupent de l'enfance reçoivent le lait, à la stérilisation duquel elles procèdent elles-mêmes, de la Laiterie de Marlieu.

A notre avis, il serait peut être préférable qu'elles reçoivent leur lait tout stérilisé, et il serait à souhaiter qu'elles s'entendissent toutes à coordonner leurs efforts pour l'obtention d'un lait tout à fait satisfaisant.

CHAPITRE VI

LES FRAUDES SUR LE LAIT A LYON

Dans un chapitre antérieur, nous avons insisté pour montrer que la question du bon lait devait être principalement abordée au point de vue de la propreté; mais nous ne voudrions pas laisser croire que nous n'ajoutons qu'une importance plutôt minime aux fraudes dont le lait peut être l'objet.

Certes, non; mais là encore la valeur indicative de l'analyse chimique, qui décèle l'écrémage et le mouillage, ne doit pas être restreinte aux résultats purement chimiques qu'elle fournit.

La signification de ces derniers dépasse de beaucoup l'acception trop étroitement commerciale qu'on voudrait leur donner, et l'hygiéniste, avec raison, la fait déborder sur le terrain qui est plus particulièrement le sien. Pour lui, un lait mouillé, par exemple, n'est pas seulement celui dont la valeur diététique a subi une atteinte plus ou moins grande, mais c'est aussi, et surtout, un lait qui a pu être sali, souillé, ensemencé par des bactéries dont quelques-unes sont peut-être spécifiques.

Cette assertion est d'ailleurs admirablement confirmée par les résultats de la campagne qui a été entreprise dans le nord de la France contre le lait écrémé. En accusant celui-ci d'être la cause du chiffre très élevé de la mortalité infantile dans cette région de la France, on a pensé qu'une campagne très vigoureuse de répression de la fraude du lait en élevant le taux de celui-ci en matière grasse ferait, par contre-coup, baisser la morbidité et la mortalité de la première enfance. Les résultats ne justifièrent pas un pareil raisonnement, et le pourcentage de la mortalité infantile ne fut pas diminué du fait d'une augmentation de la richesse du lait en beurre.

Rien n'est d'ailleurs plus facile à expliquer. On confondait des choses qui auraient dû être distinguées, et la déconvenue dans les conclusions participait d'une erreur dans les prémisses.

Il était certes très exact d'incriminer le lait écrémé comme la cause primordiale de la forte mortalité observée dans le jeune âge, mais on aurait dû en même temps reconnaître qu'il ne l'était pas plus à ce point de vue que le lait entier, celui-ci comme celui-là agissant ici par leur flore microbienne. Le lait écrémé était dangereux, non parce qu'il contenait moins de matières grasses, mais bien parce que c'était un lait sale, pollué, souillé. Un lait riche en beurre serait, pour ces dernières raisons, aussi nocif qu'un lait maigre.

Ainsi donc, dans les jugements sévères portés sur le lait écrémé, on en était venu, par une déviation incompréhensible du raisonnement, à faire la critique de sa valeur diététique à laquelle on attribuait tout le mal, alors que c'était uniquement sa flore microbienne qui devait être mise en discussion.

LE LAIT ÉCRÉMÉ

Le lait écrémé, obtenu dans de bonnes conditions de propreté, aussi bien travaillé que peut l'être le lait entier, pasteurisé comme celui-ci, mérite d'être relevé du discrédit dans lequel les esprits mal renseignés tendent à le laisser. Le lait écrémé est un excellent aliment ; il est riche en azote, éminemment digestible ; il renferme du sucre, le lactose, et des matières minérales. Nous voudrions le voir entrer très largement dans l'alimentation des villes, pour les besoins culinaires et comme boisson courante l'été, à la condition d'être bu très frais. Le lait écrémé est un aliment d'un extrême bon marché. La question du lait écrémé ne s'est pas encore posée, comme nous venons de le faire en ces quelques mots ; mais il n'est pas douteux que la cherté croissante de la vie ne fasse attirer l'attention de l'économiste, doublé d'un hygiéniste, sur la haute valeur nutritive du lait écrémé. Pour l'instant, il n'en est pas ainsi et nous devons reconnaître que la question du lait écrémé se présente à nous sous un jour plutôt fâcheux.

Nous consommons, beaucoup de lait écrémé, totalement ou partiellement, mais c'est sous le nom de lait entier. La fraude, aussi vieille que les hommes, qui se glisse partout, lance sur le marché du lait des produits dont beaucoup ont été adultérés. Le mouillage et l'écrémage sont les deux fraudes principales qui portent sur le lait ; nous n'avons pas à dire ici en quoi elles peuvent affecter le côté économique de la question; retenons simplement qu'elles existent, qu'elles sont fréquemment réalisées, comme nous allons le voir.

Théoriquement, la fraude peut s'exercer à tous moments : chez le producteur, chez le ramasseur, entre les mains du voiturier, pendant le transport ou chez le détaillant.

Cependant, la pratique révèle que c'est chez le producteur et chez le détaillant qu'elle se produit le plus souvent ; la fraude, de la part du collecteur ou du voiturier, paraît plus rare ; elle n'existe pas du fait des Compagnies de transport.

Doit-on attribuer cette quasi-honnêteté du collecteur aux responsabilités qui lui incombent, et surtout à la facilité que l'on aurait à le convaincre de fraude en faisant des prélèvements de comparaison à l'arrivée du lait qu'il expédie à Lyon, d'une part et à la livraison par le producteur chez lui, d'autre part ? Il y a tout lieu de l'admettre.

On peut le croire encore, si l'on considère que les Syndicats, qui n'étaient qu'un très petit nombre avant l'application de la loi du 1er août 1905, se sont développés assez rapidement depuis que l'exercice de la répression de la fraude est devenue possible dans les campagnes. On doit le croire lorsqu'on constate avec quel soin tous les Syndicats formés ont inséré dans les contrats d'adjudication ou dans les marchés de gré à gré des clauses qui engagent nettement la responsabilité de leurs adjudicataires ou de leur voiturier, ou qui infligent de fortes amendes à leurs membres délinquants ; lorsque l'on constate encore la précaution que prennent les collecteurs à mélanger les laits qu'ils recueillent, afin d'obtenir un lait moyen, pour ainsi dire toujours le même.

Il faut ajouter que, jusqu'à ces derniers temps, la fraude à la production était étonnamment facilitée par le manque d'homogénéité dans l'inspection et le contrôle. Chaque département avait un peu son système particulier ; la même fraude n'était pas envisagée de la même façon ici et là ; l'importance de la répression variait avec la latitude. Les fraudeurs tiraient un large parti de toutes ces différences.

Il serait cependant important que de grandes agglomérations, telles que Lyon et sa banlieue, puissent prendre toutes les mesures nécessaires pour s'assurer la possession d'un bon lait. Malheureusement, cela n'est pas possible. En France, notre organisation municipale est telle, que l'intrusion en quelque sorte de l'autorité municipale d'une commune donnée, sur le territoire d'une commune plus ou moins voisine, n'est pas possible, bien que cette intrusion puisse s'abriter derrière des raisons hygiéniques capitales.

Lyon doit recevoir et reçoit malheureusement du lait mouillé, écrémé, du lait sale, du lait tuberculeux que lui envoient les communes voisines ; elle n'a pas le droit de s'assurer, chez celles-ci, si des mesures ont été prises pour que des améliorations soient réalisées. Le pouvoir communal ne peut s'étendre en dehors de ses barrières régulières, et, en l'espèce, le contrôle de la ville se borne à faire chez elle quelques prélèvements dont l'efficacité est fort douteuse dans la répression de la fraude ou pour la conquête d'un lait propre.

Il en résulte que la consommation de l'agglomération lyonnaise devient un vaste champ d'exploitation sur lequel l'armée des fraudeurs se livre aux fantaisies que lui suggère l'ingéniosité de ses actifs militants.

La statistique pour 1913 nous donne les chiffres suivants :

	NOMBRE D'ÉCHANTILLONS DE LAIT PRÉLEVÉS	SUSPECTS	
		nombre	pour 100
Rhône	850	167	19.6
Ain	155	25	16,1
Isère.	137	86	62,77

Les chiffres sont extrêmement variables, comme on en peut juger ; ils varient d'un département à l'autre, d'une année à l'autre. Quand le pourcentage des suspects est élevé, c'est que les prélèvements ont été opérés à coup sûr chez des personnes surveillées de près.

On n'est pas loin de la vérité quand on estime à 30 pour 100 des échantillons prélevés la proportion des suspects.

Nous gageons qu'elle dépasserait même ce chiffre, s'il était possible de tenter l'expérience qui consisterait à prélever le même jour un nombre considérable d'échantillons.

Quand une fraude est signalée, il faut en chercher le véritable auteur. Arrive-t-il aux agents chargés des prélèvements de constater une fraude chez le débitant, soit par leurs propres investigations, soit sur les indications du laboratoire, il va leur falloir remonter jusqu'à la source, dans le cas où la bonne foi du détaillant est certaine.

Des prélèvements seront effectués en gare, puis aux centres de ramassage, et enfin au moment de la remise du lait au collecteur par le producteur.

Cette méthode de procéder donne à la loi du 1er août 1905 sur la répression des fraudes son utilité pratique, car seule elle peut permettre de découvrir le véritable falsificateur.

Mais l'on peut toujours se demander, lorsqu'on constate que la fraude sur le lait sévit toujours d'une façon très marquée, si les moyens dont dispose la loi pour la combattre sont suffisants. Nous ne le pensons pas, et nous estimons que la dissémination du lait en de nombreuses mains est extrêmement favorable aux falsifications. Si diligente, si avisée que soit la répression, elle ne peut avoir l'œil partout et du lait fraudé finira toujours par passer à travers les mailles si serrées qu'elles soient du réseau qu'elle aura entendu façonner.

La suppression de nombreux intermédiaires, la concentration du commerce du lait dans quelques puissantes mains sont faites pour aider à la répression des fraudes, car la responsabilité devient alors facile à déterminer.

Pour le petit détaillant, dont les frais sont élevés, les recettes maigres, la fraude volontaire peut parfois devenir comme une nécessité. Au contraire, l'étude du fonctionnement de toutes les grandes Sociétés Laitières, du type capitaliste ou du type corporatif, nous montre qu'il est tout d'abord de leur intérêt de livrer à leur clientèle un lait qui ne soit pas fraudé.

Aussi apportent-elles toutes un soin particulier à contrôler leurs fournisseurs, à ajouter une surveillance qui leur est propre à la surveillance officielle.

Il serait désirable que les organisations qui s'occupent de l'approvisionnement de Lyon en lait, les Syndicats, la Société Laitière moderne, fussent les premières à dépister le fraudeur.

Malheureusement, ce n'est là qu'un vœu, car, si l'on cherche à voir ce qui peut être réalisé pratiquement, on s'aperçoit que des difficultés presque insurmontables surgissent.

« La Société Laitière moderne, nous écrit son directeur, a souvent cherché à faire elle-même des prélèvements chez ses fournisseurs ; elle les a plutôt indisposés et les a souvent perdus. »

Et il ne s'agissait ici cependant que d'un contrôle dépourvu de sanctions judiciaires, réalisé par la Société pour prendre des garanties vis-à-vis de ses fournisseurs. Que serait-ce alors si la loi autorisait la création d'agents de la Société qui seraient commissionnés à l'égal des garde-chasses des grandes propriétés ?

On n'arriverait qu'à mécontenter les producteurs.

La lutte contre la fraude est donc hérissée de difficultés nombreuses ; à notre avis, si la répression était *extrêmement* sévère, si les juges se montraient sans pitié pour ceux qui vendent du lait mouillé ou écrémé, et appliquaient toujours le maximum, la fraude diminuerait dans des proportions notables. Mais, hélas ! les magistrats sont souvent enclins à l'indulgence, lors même que la preuve du délit est manifeste. Ils feront des différences entre un mouillage à 10 pour 100 et un mouillage à 50 pour 100, alors que le danger est aussi grand dans le premier cas que dans le second, par exemple lorsque l'eau ajoutée au lait est polluée de germes typhiques.

CHAPITRE VII

COMMENT AMÉLIORER LA SITUATION ACTUELLE ?

Dans un chapitre précédent, nous avons montré par quelles voies le lait arrivait à Lyon et était livré au consommateur. Elles sont diverses, et l'on a la sensation que beaucoup d'efforts sont dépensés, beaucoup de capital-argent et de capital-humain gaspillés, pour arriver, en somme, à des résultats qui sont loin d'être satisfaisants.

Nous allons dans ce chapitre en tenter la critique, essayer de montrer comment avec les moyens dont on peut disposer actuellement, on pourrait arriver, en les disciplinant davantage, à de meilleurs résultats.

La critique est évidemment aisée ici, comme en toutes choses ; mais nous avons, en France et à l'étranger, tant de modèles dont nous pouvons nous inspirer, que notre critique ne sera pas faite à vide. Ce qui est fait ailleurs peut être fait à Lyon dans l'intérêt de tous, producteurs, consommateurs et intermédiaires.

L'intérêt général sera le seul guide de nos observations.

I

La Municipalité, qui a très nettement montré qu'elle avait conscience de ses devoirs dans cette question de l'approvisionnement de Lyon en lait, ne serait-ce que par l'installation qu'elle a fait au Parc de la Tête-d'Or de la Laiterie Municipale, peut faire plus et mieux encore.

Ce n'est pas un sacrifice financier supplémentaire que nous lui demandons; c'est dans une autre direction que nous voudrions qu'elle s'engageât.

L'intervention des pouvoirs municipaux dans l'exploitation d'un service dont on peut aisément justifier le caractère public est une forme de municipalisation. C'en est une très partielle d'ailleurs que la Ville de Lyon a réalisé en créant la Laiterie Municipale. Nous avons fait sur celle-ci les remarques qu'en conscience nous estimions justes; nous avons montré combien sont faibles les résultats obtenus en raison de l'argent dépensé, combien faibles ils sont encore vis-à-vis de ce qu'ils pourraient être, car c'est peu que d'alimenter 300 à 350 enfants pauvres, alors qu'il y en a plus de trois mille dans les mêmes conditions !

Nous estimons que la Ville pourrait trouver près du commerce un bon lait stérilisé qu'elle paierait un prix bien inférieur à celui auquel lui revient celui de la Laiterie Municipale.

Les garanties qu'elle pourrait réclamer au commerce seraient faciles à stipuler. Le contrôle qu'elle aurait à exercer pour voir si satisfactions lui sont données, serait simple, peu dispendieux, et efficace cependant ; et nous ne doutons pas que si la Ville revenait au système qu'elle avait abandonné sous le fallacieux prétexte de réaliser des économies, elle trouverait en cette matière des industriels consciencieux.

La tuberculination du bétail producteur du lait, la visite régulière du vétérinaire, la propreté de la traite, la bonne qualité de l'alimentation, l'emploi du froid pour la conservation du lait avant la stérilisation, le déterminisme précis de cette dernière opération ne présentent rien de particulier qui ne puisse être demandé dans un contrat. L'éducation de ceux qui s'intéressent vivement aux choses du lait est aujourd'hui telle, que rien dans tout cela ne puisse être rigoureusement exigé sans une augmentation notable des prix.

Mais nous ne nous illusionnons pas sur les résistances que rencontrerait la Municipalité si elle se décidait à abandonner l'exploitation de la Laiterie du Parc ; toutes sortes d'arguments seraient mis en avant pour l'engager à ne pas changer sa manière de faire. Il en serait de bons peut-être, mais il y en aurait beaucoup plus d'illusoires et de tendancieux. L'étude bien faite des nouvelles conditions du problème serait nécessaire pour amener à composition quelques esprits dont l'ignorance seule excuserait la résistance.

Une seule réserve peut être faite à ces remarques. Il y a, en effet, deux choses bien distinctes dans la Laiterie du Parc : la vacherie et l'usine de stérilisation. Nous verrions disparaître la vacherie sans aucun regret ; mais, par contre, nous estimons que l'usine de stérilisation pourrait être amenée à travailler un plus grand nombre de litres qu'elle le fait actuellement ; elle aurait évidemment à changer de place.

Déjà l'examen du budget nous a montré que la Ville achète du lait à d'autres commerçants pour le stériliser elle-même. Cette pratique pourrait être étendue à tout le lait à fournir aux Crèches municipales, ce qui entraînerait *ipso facto* la suppression de la vacherie, suppression à laquelle nous faisions allusion tout à l'heure. Il serait facile à la Ville, sur les bases que nous avons indiquées plus haut, d'obtenir, pour le stériliser, un lait satisfaisant au double point de vue chimique et microbien.

Ce serait donc une erreur, à notre avis, que de pousser au développement, sur les bases actuelles, de l'organisation municipale existant au Parc. Une modification s'impose ; notre devoir est de montrer ce qui pourrait être fait, laissant aux pouvoirs municipaux le soin de s'orienter après s'être renseignés.

Une ville comme Lyon devrait avoir la haute main, morale tout au moins, sur la qualité du lait destiné à être consommé par les habitants ; nous allons maintenant examiner comment elle peut y parvenir.

Nous éliminerons tout de suite les systèmes qui pourraient entraîner le jeu, sur un grand pied, de ses finances dans une telle intervention.

La régie totale est, en effet, un système qui ne résiste pas à la critique. Nous avons vu quel sont les résultats de la Laiterie du Parc. Que penser alors de l'idée de voir une ville comme Lyon posséder dans des établissements à elle la quantité suffisante pour assurer la consommation de 600.000 citadins ; ce serait tomber sinon dans l'absurdité, car tout beau rêve ne saurait être absurde, mais dans l'irréalisation pratique. La municipalisation totale du lait entraînerait des difficultés très graves pour les finances de la Ville ; l'industrie en question est d'ailleurs si complexe, que les plus chauds partisans de la régie directe ne peuvent qu'être effrayés de ses conséquences. Il faut donc se rabattre sur des soultions moins complexes, mais plus réalisables.

La municipalisation partielle peut affecter plusieurs modalités, soit que l'on fasse intervenir la Ville directement dans le travail du lait, soit *qu'on la fasse se borner au contrôle du lait travaillé par d'autres.*

Dans le premier cas, la municipalisation pourrait se ramener à la création d'une usine où le lait de la campagne serait centralisé, et de laquelle il partirait chez le consommateur après avoir été filtré, pasteurisé ou stérilisé, suivant le cas, embouteillé. La régie se limiterait à la pasteurisation et à la vente du lait ; la Ville achèterait le lait aux producteurs qui s'engageraient à suivre certaines prescriptions concernant l'hygiène des vaches, la traite, et le transport du lait.

Sans exercer en fait un monopole, la Ville y arriverait certainement en soumettant les laitiers qui voudraient se passer de la station municipale à des obligations extrêmement strictes, et en redoublant de surveillance à leur égard.

Nous pensons très nettement que la création d'une pareille usine, en dehors des oppositions qu'elle rencontrerait, serait très onéreuse pour les finances de la Ville. *Il est bien préférable que la Ville se borne à contrôler ce qui est fait par d'autres*. La charte municipale de 1884 dans son article 97, qui donne au maire les droits les plus étendus en ce qui concerne l'inspection et la salubrité des denrées et comestibles exposés en vente, la loi du 15 février 1902 relative à la protection de la santé publique, arment suffisamment les Municipalités pour que celles-ci puissent réclamer près de ceux qui vendent des denrées alimentaires toutes les garanties que nous dicte la science. C'est sur ces garanties que les Municipalités doivent être tout à fait éclairées ; et il n'est pas douteux que la plupart d'entre elles s'illusionnent grandement sur l'efficacité des arrêtés qu'elles ont pris pour les obtenir. Exiger que le lait entier contienne un taux donné de matière grasse, que le lait écrémé soit contenu dans des bidons spéciaux, voilà à peu près la base des arrêtés pris par les maires de beaucoup de villes de France ; mais ils ne résolvent pas toutes les difficultés de la question. Tout est à reprendre sur de nouvelles données.

Deux méthodes sont en présence :

La première, qui réclame l'intervention des pouvoirs publics, appelle forcément la mise en vigueur de lois et de règlements, de décrets ou d'arrêtés les plus divers ; elle est malheureusement inopérante le plus souvent.

La seconde, au contraire, laissant de côté toute espèce de contrainte légale, n'exige de l'individu que le libre développement de son initiative personnelle et de sa bonne volonté, excitées par l'intérêt, soutenues par l'émulation et sollicitées par les encouragements d'où qu'ils proviennent : Etat, départements ou communes, ou encore certaines organisations, parmi lesquelles nous comprenons les sociétés de médecins, les ligues contre la mortalité infantile, etc.

En somme, nous trouvons ici la manière forte et la manière douce ; c'est en les combinant qu'on obtiendra les meilleurs résultats.

Là, où le règlement officiel est impuissant parce qu'il est incomplet, parce qu'il pense toujours à punir au lieu d'encourager, la Ville a un rôle utile à jouer.

A elle seule, elle ne peut pas le remplir en entier ; il lui faut l'assistance, sous son inspiration et sa direction, de personnes qui, par leurs capacités, leur situation, sont à même de donner aux décisions qu'elle prendra toute la force probante possible. Nous voyons très bien que la Ville de Lyon prenne l'initiative, a l'égal d'autres Municipalités de l'étranger, de Copenhague par exemple, de la création d'un groupement nouveau, chargé par elle de lui fournir toutes suggestions utiles pour assurer convenablement le contrôle qu'elle entend exercer sur la qualité du lait vendu sur son territoire.

Ce serait un organisme permanent groupant des médecins, des chimistes, des philanthropes, des légistes, des administrateurs, des agronomes, des vétérinaires, fonctionnant avec régularité et ne s'endormant pas, comme beaucoup de groupements dont les tendances pourraient être analogues, après un premier effort fait. Ici, les efforts doivent être donnés sans discontinuité, car les difficultés sont de tous les jours. Ce serait à ce groupement, émanation directe en quelque sorte de la Municipalité, envisagée ici comme personne morale, à prendre contact avec tous ceux qui s'occupent du lait à Lyon, à étudier avec eux l'approvisionnement de cette ville en lait, sur une base à la fois économique et hygiénique; à chercher comment on pourrait améliorer notablement la qualité du lait vendu à Lyon sans en grever sensiblement le prix moyen. Ce serait à ce groupement, *Commission municipale du Lait*, pour lui donner un nom, à effectuer un contrôle permanent sur tout le lait vendu à Lyon. Nous voudrions, en somme, que cette Commission exercât à Lyon près de tous ceux qui s'occupent du lait, le même contrôle que l'Œuvre sociale du Bon Lait, à Paris, exerce vis-à-vis de certaines Sociétés laitières.

L'Œuvre sociale du Bon Lait, qui comprend médecins et philanthropes, s'est édifiée en ayant pour objectif de fournir à la population toute entière ainsi qu'aux enfants pauvres, un lait exempt de tous reproches.

« Pour obtenir le bon lait, à bon marché, nous avons eu recours dit, son président, à un procédé très moderne, qui vient d'Amérique, peut-être, et n'en est pas plus mauvais pour cela. *Nous faisons payer notre appui aux commerçants qui nous fournissent le lait.* La philanthropie peut être l'alliée de l'industrie. Nous l'avons montré en imposant la vente à bas prix, d'un bon produit, en échange de notre patronage.

« A ce lait vendu bon marché, nous donnons une garantie, car nos vétérinaires surveillent les vaches qui le fournissent, les étables où il est trait, les dépôts où il est apporté. Ce lait, dès qu'il arrive dans nos dispensaires, est surveillé par nos inspecteurs, nos chimistes, nos médecins. Il ne peut échapper à ces contrôles multiples et il est sain. Il ne tue pas les enfants. »

Pour en arriver à ce résultat, l'œuvre a dû d'abord organiser un laboratoire dépendant exclusivement de l'Association et permettant un contrôle chimique rigoureux, puis elle a cherché les commerçants qui voulussent bien ce contrôle.

« Or, trouver un industriel qui consentit à laisser contrôler son lait à la ville, à la campagne, d'une façon permanente, en échange d'un simple patronage d'une Association qui n'a pour elle que l'honorabilité et l'indépendance de ses organisateurs et le dévouement de ses adhérents, semblait à quelques-uns une utopie sans lendemain et à d'autres. une affaire commerciale ingénieusement truquée. »

En dépit de ces opinions il s'est trouvé une Société laitière pour donner son adhésion à ces desiderata et autoriser l'Association à pénétrer quand elle le jugerait convenable dans tous ses établissements, dans tous ses centres de production et aussi dans les étables de ses fournisseurs.

La première partie de ce programme, confiée au Service du Laboratoire de l'Œuvre sociale du Bon Lait, a trait à la surveillance du lait à Paris, dans les dépôts et dispensaires de l'Association : la tâche dévolue au chimiste, dans cet ordre d'idées est des plus délicates. Avant de se prononcer sur la présence d'une fraude chez un crémier ou un épicier, le Laboratoire municipal doit bien souvent remonter au laitier en gros et parfois même au producteur.

Le contrôle de l'Œuvre ne s'exerce pas seulement dans les dépôts de vente de Paris, en vue de prévenir la fraude, il s'étend aussi aux centres de production de province et va enquêter, jusque dans leurs étables, les paysans peu scrupuleux qui seraient tentés de mouiller leurs produits, par la présence incessante de tout un personnel de chimistes et d'inspecteurs qui ne cessent de battre la campagne. Ce n'est pas tout : l'Œuvre examine aussi la question de donner aux fermiers des conseils sur l'alimentation des bêtes bovines, en particulier sur l'établissement des rations nutritives.

Elle se base, à ce sujet, sur les bons résultats qu'ont donnés les conférences aux serveuses des dispensaires, conférences où furent développés par les médecins de l'Œuvre, les conseils les plus sages sur l'hygiène du dispensaire, la propreté des serveuses et celle des récipients et aussi sur le rôle des serveuses comme auxiliaires du médecin pendant la consultation.

La Commission municipale du Lait, également, pourrait et devrait, à Lyon, jouer le même rôle que la *Commision locale de la Ligue contre la Mortalité infantile* exerce à *Montpellier* près des Laitiers-nourrisseurs de cette ville pour engager ceux-ci à se discipliner eux-mêmes et à servir en toute honnêteté la clientèle ; le même rôle que la *Commission de Pédiatrie de Philadelphie* remplit près des laitiers qui alimentent cette ville pour assurer aux enfants le bon lait indispensable.

Rien ne nous paraît plus légitime, plus rationnel, plus conforme à l'esprit pratique, que de voir l'édilité d'une grande ville assurer son appui moral à tous ceux, à la condition qu'ils soient bien organisés, qui font effort pour satisfaire aux strictes exigences de l'hygiène moderne dans l'approvisionnement de la ville en lait.

Une Société laitière, qu'elle soit capitaliste ou coopérative (et sous le titre coopératif on peut confondre des Associations de type bien différents), qui comprend son devoir, sera la première, ainsi que nous l'avons dit, à exercer sur toutes les opérations de son ressort, dans toutes les directions de son activité un contrôle rigoureux ; c'est, avant tout, de son propre intérêt.

Si nous y superposons celui qu'exercerait la *Commission municipale du Lait*, nous voyons que le dit contrôle serait en quelque sorte exercé en partie double. Il serait le fait et des propres agents de la Compagnie et des membres de la *Commission municipale du Lait* ou de délégués nommés à cet effet.

La contribution financière de la Ville, dans ce système très réduit de régie, régie partielle, simplement limitée au contrôle d'entreprises privées, serait diminuée d'une certaine redevance par hectolitre de lait vendu qui serait versée par les Sociétés surveillées dans les Caisses de la Ville. Ainsi la Ville, par l'intermédiaire de la *Commission municipale* dont la haute autorité scientifique et morale serait indiscutable, par l'intervention très active des agents rattachés à cette Commission, remplirait un rôle de contrôle qui, à notre avis, serait efficace.

Il existe, nous dira-t-on, un Bureau d'Hygiène et un Laboratoire municipal qui pourraient jusqu'à un certain point remplir l'office que nous entendons assigner à la *Commission municipale du Lait*. Cette observation, n'est juste qu'en apparence ; elle ne résiste pas à l'examen. Dans les choses du lait, le laboratoire municipal reste uniquement sur le terrain chimique; son intervention est nécessaire, indispensable pour obtenir un lait *chimiquement* pur, mais elle n'est pas suffisante dès l'instant où nous entendons obtenir un lait *propre*. Le Bureau d'Hygiène n'intervient que très accessoirement dans les choses du lait. Ses constatations, comme celles du Laboratoire municipal, ne portent que sur des faits passés.

Par exemple, il remontera de l'observation de cas de fièvre typhoïde qui auront éclaté sur des points très divers de la ville, à leur cause vraie, à un lait pollué par le bacille typhique; mais il ne saurait prévoir le retour de pareils accidents. Ce que nous voudrions avec la *Commission municipale du Lait*, c'est empêcher l'éclosion de ces épidémies dues trop souvent à un lait malpropre; c'est faire campagne près de tous, près du producteur pour lui montrer où est son devoir au point de vue du lait, près du consommateur pour lui enseigner quelles peuvent être ses légitimes exigences.

En somme, les attributions actuelles du Bureau d'Hygiène et du Laboratoire municipal s'éloignent sensiblement de celles que nous voudrions voir exercer par la *Commission municipale*.

L'appui de ces deux organisations municipales est indispensable pour le fonctionnement de la dite Commission : l'autorité et le savoir de ceux qui les dirigent en font des auxiliaires précieux dans l'œuvre à réaliser.

Nous avons tout à l'heure fait allusion à l'éducation

du producteur, du consommateur, et disons à l'éducation de tous ceux qui s'intéressent au lait, à quelque titre que ce soit, c'est-à-dire tout le monde.

Ici le rôle moral de la municipalité est considérable. On peut dire, sans crainte d'être démenti, que peu de personnes savent exactement ce que c'est que le lait, et la nature des soins dont il doit être l'objet.

Le public doit donc être renseigné; des affiches, des petites brochures, des « tracts » de une ou deux pages, trois ou quatre au maximum, en style simple, à la portée de tous, profondément scientifiques dans leur esprit, mais d'une très grande portée pratique dans leur texte, devraient être distribués à profusion. Nous ne nous leurrons pas sur l'efficacité d'une telle entreprise; beaucoup de ces « tracts » seront perdus; la plupart ne seront pas lus; mais ce n'est pas une raison pour ne pas tenter d'efforts dans cette direction.

Les prétextes ne manqueront pas pour intervenir près du public : ce seront les épidémies de fièvre typhoïde dues à l'ingestion d'un mauvais lait et que l'on dépiste mieux chaque jour; ce seront les tristes hécatombes d'enfants pendant les années chaudes. A la naissance de chaque enfant, les parents devraient recevoir sous forme de commandements impératifs un petit « tract », disant de quels soins il faut entourer le lait à donner à l'enfant, si celui-ci doit être élevé artificiellement. Aucune distinction ne doit être faite ici entre les riches et les pauvres, car, en cette matière, les indigents n'ont pas le monopole de l'ignorance.

La distribution de ces « tracts » incomberait à la Ville; leur rédaction faite par les soins de la *Com-*

mission municipale serait soumise au jugement des diverses Sociétés médicales de la ville. De la collaboration de tous, il n'est pas douteux qu'il en sortirait un texte d'une grande force convaincante.

Il serait important, dans le combat pour le bon lait, de voir prendre part à la lutte toutes les institutions, toutes les Sociétés médicales qui sont à même de juger des méfaits d'un mauvais lait.

Il appartient à la Ville, pensons-nous, de solliciter l'intervention de ces groupements, de ces Sociétés, des Comités locaux de l'Alliance d'Hygiène sociale, des sections régionales de la Ligue contre la Mortalité infantile, de les grouper, d'en extraire les membres les plus particulièrement actifs qui viendraient s'unir dans la *Commission municipale;* et ainsi l'apostille qui serait donnée par ladite Commission aux fournisseurs consciencieux, à ceux qui feraient tous leurs efforts pour livrer à la consommation un lait propre, acquerrait une grande valeur.

Les règlements sont impuissants pour être, à eux seuls, dans cette question du bon lait, la cause efficiente des améliorations. Celles-ci dépendent surtout de l'éducation des intéressés; et ce que nous prenons souvent chez les producteurs pour de la mauvaise volonté, n'est que l'ignorance de leur propre intérêt. Le progrès peut donc résulter ici de l'encouragement distribué par les pouvoirs publics, assurés de l'appui de toutes les autorités scientifiques compétentes.

La *Commission municipale du lait* ne sera pas seulement un agent de contrôle; elle aura le pouvoir de dire tout haut quels sont ceux qui travaillent proprement le lait, quitte, toutefois, à leur retirer son appui, s'ils vénaient à ne plus satisfaire aux clauses du contrat passé entre eux et la Ville, contrat établi sans aucune contrainte de la part de celle-ci. Il n'est pas douteux que la nature de l'encouragement distribué ainsi aux gens consciencieux et la manière dont il serait dispensé, lui donnerait une grande valeur et le ferait apprécier des concurrents intéressés.

Il est vraiment regrettable qu'à l'appui d'une intervention municipale qui ne devrait gêner en rien le fonctionnement des diverses œuvres de la protection de l'enfance, celles-ci ne puissent pas se procurer aisément un lait dont la production et la manutention soient l'objet de soins particuliers. A chacune, le lait leur revient plus cher et elles l'ont sûrement moins bon.

Leur lait n'est que du lait de commerce; elles ont bien, il est vrai, la grande ressource de le stériliser; mais il leur est possible d'être plus exigeantes : en totalisant leurs demandes, cela ferait journellement un chiffre respectable, et elles trouveraient certainement des producteurs ou des intermédiaires sur lesquels on puisse compter en toute honnêteté et avec lesquels elles traiteraient.

Elles leur imposeraient des conditions acceptables visant la tuberculination, l'alimentation, la traite, la manutention et le transport du lait. Elles ne paieraient pas celui-ci beaucoup plus cher en raison des garanties qui leur seraient données, et leur fournisseur aurait leur apostille qui vaudrait beaucoup, et de laquelle ils se prévaudraient en face de leur clientèle particulière.

II

Quand on étudie de près le mécanisme qui préside à la livraison du lait au consommateur par les petits laitiers, une chose frappe : c'est de voir combien faible est parfois la quantité de lait vendue journellement par l'un d'eux; elle peut s'abaisser à 80 litres. Il nous apparaît difficile que celui-ci puisse payer loyer, patente, etc., vivre en un mot, en manipulant une si petite quantité de lait. Il y a bien quelques accessoires, le beurre, le fromage, mais tout bien considéré, la vie n'est possible pour un tel détaillant qu'en fraudant quelquefois la matière qu'il débite. Quel remède peut être apporté à cette situation ? En abordant très franchement la question, nous voudrions montrer aux laitiers où se trouve leur véritable intérêt.

Les groupements syndicaux des laitiers de Lyon n'ont aucune conséquence heureuse pour le consommateur; ils constituent purement et simplement comme une coalition d'intérêts corporatifs. On discute les prix d'achats avec les fournisseurs, on s'entend sur le prix de vente, on cherche à se procurer au meilleur prix possible le matériel nécessaire, bouteilles, bidons, on soutient les procès et c'est à peu près tout.

Mais, dans toutes les discussions qui peuvent surgir au sein de ces Syndicats, nous ne voyons pas nettement apparaître le souci de procurer au consommateur un aliment sans reproches. Et cependant, la quantité considérable de lait qui est vendue par les laitiers constitue matière à une belle exploitation largement rémunératrice pour ceux qui voudraient en assurer la bonne marche. Mais, avant tout, un sacrifice est nécessaire, c'est la suppression d'un grand nombre de petits laitiers. Il en existe, avons-nous vu, près de 500 à Lyon, qui ont à se partager la vente de 80.000 litres de lait. C'est beaucoup trop. Or, on ne va pas demander aux gens de se suicider ! Et cependant l'intérêt bien compris de la corporation des laitiers exigerait le sacrifice d'un nombre considérable de ses membres.

Il faudrait également, pour que ce sacrifice fût productif, que ceux qui continueraient l'exploitation de la vente du lait en détail, s'unissent autrement qu'ils ne le font aujourd'hui.

Au groupement purement corporatif, sans souci réel bien affiché de l'intérêt du consommateur, devrait se substituer une coopération rendant homogènes les efforts de tous et affectant le type d'une puissante Société.

On ne peut nier que celle-ci soit en germe dans les Syndicats de laitiers. Il ne manque plus que l'homme qui saura montrer à ceux-ci que leur union doit changer de forme, que leurs intérêts bien entendus doivent les amener à traiter en un seul point toute la masse du lait qu'ils ont à vendre, selon les principes de la technologie laitière moderne.

C'est une Société coopérative de vente que nous préconisons et non plus un Syndicat patronal. Dès lors, c'est une voix puissante qui interviendra près des producteurs pour leur demander des améliorations dans leur production. Ce n'est plus l'intérêt purement mercantile qui inspirera les conversations des uns avec les autres.

Cet intérêt dominera toujours les débats, nous n'en disconvenons pas, mais il ne sera pas le seul facteur à envisager, car on ne peut causer du lait, nous l'avons assez dit, sans y mêler toutes les questions d'hygiène qui se rapportent à lui.

La Société coopérative de vente aura une usine modèle, pasteurisera, stérilisera, utilisera rationnellement les invendus qu'elle transformera en beurre et fromage ; elle aura des boutiques de vente, modèles de propreté gérées par des membres de la Société, etc.

Nous n'avons pas à entrer dans le détail de l'économie du système, et ce que l'on sait de l'exploitation en grand du lait pour la vente nous fournirait toutes les indications nécessaires.

Nous voulons simplement marquer ici la nature et l'étendue du progrès qui en résulterait pour tous. Moins de frais généraux, moins de risques, plus de confiance inspirée à l'acheteur, voilà ce qui pourrait être.

Si les laitiers ne modifient pas leur façon de faire — notre franchise à leur causer comme nous le faisons ici est la meilleure preuve de l'intérêt que nous leur portons, — ils sont exposés à se trouver pris entre deux feux. D'un côté, ce seront les producteurs qui s'uniront pour la vente de leur produit, de l'autre, ce sera une Société laitière qui saura s'organiser, se développer pour vendre le lait en ville en affichant bien haut, près de tous, pouvoirs municipaux, corps médical et public, le souci qu'elle entend prendre pour livrer un lait satisfaisant et en étalant largement tous les efforts qu'elle fait dans ce but du côté de la production et du transport du lait.

Nous avons vu précédemment qu'une tentative de vente coopérative par les producteurs eux-mêmes a été faite à Lyon, c'est celle des agriculteurs de Saint-Priest.

Maurer affiche quelque scepticisme sur le bénéfice que peut tirer le producteur de ce genre de vente. Ce scepticisme nous paraît présentement fondé, mais ce qui n'a pas pu se faire aujourd'hui peut se faire demain, et quand les choses sont en puissance, qu'il ne manque plus pour passer à leur réalisation qu'une activité laborieuse et intelligente, un esprit délié et perspicace, rien ne nous dit que l'utopie de la veille ne devienne la réalité du lendemain.

Les difficultés qu'ont rencontrées les agriculteurs de Saint-Priest ont surtout résulté de la petite quantité de lait qu'ils vendaient et ils auraient certainement reculé devant les frais qu'auraient entraînés l'exploitation moderne de la matière première qu'ils venaient écouler à Lyon.

Mais quand nous voyons que des gares comme Meximieux, Ambérieu expédient chaque jour sur Lyon des quantités de lait approchant ou dépassant 10.000 litres, il nous vient tout de suite à l'esprit qu'une coopération des producteurs qui opérerait dans ces centres mêmes à proximité de la gare d'expédition, pasteuriserait, embouteillerait le lait avant de l'expédier en wagons frigorifiques dans des boutiques de vente qu'elle aurait à Lyon, travaillerait dans l'intérêt de la population de cette ville, mais également dans le sien. Un intermédiaire serait éliminé. Pourquoi, d'ailleurs, les coopératives de ce genre ne s'arrangeraient-elles pas avec les épiciers pour la vente du lait. Une nouvelle économie d'exploitation résulterait d'une telle manière de faire.

Ce que nous décrivons ici, c'est l'avenir, mais il n'est peut-être pas aussi lointain qu'on peut le supposer.

Nous croyons donc que si les laitiers de Lyon persistent dans le mode actuel d'exploitation de leur commerce, ils sont exposés un jour ou l'autre à rencontrer de nombreuses difficultés ; elles dériveront surtout de la pénétration de l'idée de coopération dans les milieux agricoles et du développement que cette idée saura prendre sous l'influence convaincante de certaines personnes ayant de l'autorité près des cultivateurs.

L'autre adversaire des petits laitiers, c'est une Société laitière. Vu son chiffre d'affaires, celle-ci peut acheter en gros, faire avec les producteurs des traités de longue durée, s'adresser même, pour avoir plus de garanties de ce côté, aux groupements communaux des producteurs.

La Société laitière devient pour le producteur un client que l'on doit ménager; elle peut imposer à celui-ci certaines prescriptions d'hygiène qui, dans ces conditions, auront ainsi beaucoup plus de chances d'être suivies.

III

Il existe à Lyon une Société laitière, la « Société Laitière moderne », dont nous avons étudié le fonctionnement. Dans quelle mesure celle-ci donne-t-elle satisfaction à l'hygiène publique? La réponse à une pareille question manque actuellement de documentation. Mais du moins, pouvons-nous tracer le tableau de ce qu'une Société de ce genre pourrait faire.

Théoriquement, les grandes Sociétés laitières, à l'instar de celles qui existent à Copenhague, Stockholm, Vienne, Budapest, ont un développement continu qui est la meilleure preuve de la qualité de leur travail.

Le type de ces Sociétés est à Copenhague et ce qui frappe quand on les visite, c'est l'admirable propreté qui y règne; mais ce qui ne frappe pas moins, c'est qu'elles ne se contentent pas de travailler proprement la matière première qu'elles reçoivent, elles entendent remonter jusqu'à la ferme, veiller à la production du lait, à la santé des animaux et du personnel, aux bonnes conditions de la traite et du transport jusqu'à l'usine ; c'est en cela que les Sociétés laitières du type de celle de Copenhague méritent l'attention de l'hygiéniste.

Une Société laitière qui entend forcer la confiance du public et se l'attacher à l'avenir, ne pourra y parvenir qu'en faisant celui-ci juge des soins de tous ordres qu'elle entend prendre vis-à-vis du lait qu'elle lui destine.

A elle de s'entendre avec les producteurs groupés de

préférence ; à elle d'installer, dans chaque centre important de ramassage une usine où la pasteurisation sera effectuée dès l'arrivage ; à elle de posséder un matériel frigorifique partout où il est nécessaire, de réclamer le contrôle de la *Commission municipale du Lait* pour toutes ses opérations, contrôle dont elle pourra se prévaloir vis-à-vis de ses consommateurs ; à elle de faire assurer la tuberculination de toutes les vaches qui lui fournissent le lait, de prendre part à toutes les manifestations qui intéressent l'industrie laitière (concours d'étable, concours de traite), au besoin de les provoquer.

Rien de ce qui touche à l'industrie laitière ne doit lui être indifférent ; l'hygiène doit inspirer tous ses actes, et c'est à la condition de souscrire à toutes les indications que celle-ci lui fournira, qu'elle fera également de bonnes affaires au point de vue financier.

Une Societé laitière bien avisée, bien renseignée, saura se procurer le lait qui est nécessaire à l'enfance et, ainsi, devenir le fournisseur de toutes les œuvres qui ont la charge d'alimenter artificiellement le nourrisson.

Une Société laitière qui entendrait travailler sans prendre un vif souci hygiénique de la matière qu'elle traite, ne peut arriver à de bons résultats ; la matière est fragile, et c'est justement en raison de cette fragilité qu'elle doit être engagée à tout prévoir et s'outiller parfaitement pour éviter les mécomptes.

CONCLUSIONS

Un pareil travail ne comporte pas, à vrai dire, de conclusions. Le facteur humain joue, en effet, un rôle si prépondérant en la matière qu'il traite, que nous devons uniquement chercher, dans une modification de la mentalité de ceux qui touchent au lait, la raison des améliorations que nous avons signalées dans le chapitre précédent comme susceptibles d'être efficaces.

Nous avons dit, en débutant, que la recherche d'un meilleur lait pour l'approvisionnement d'une grande ville comme Lyon, relevait de l'hygiène, de l'économie politique, de la technologie, de la jurisprudence, de la sociologie ; c'est dire qu'il faut, pour l'objectif poursuivi, la collaboration des diverses manifestations de l'intelligence. Cette collaboration, nous la voyons s'afficher ailleurs que chez nous. Dans beaucoup de pays étrangers, on a compris, il y a déjà longtemps, que pour avoir du *bon lait*, il fallait évidemment le concours de la science et de l'industrie, mais que non moins important était celui qui était apporté par l'épanouissement de la bonne volonté régnant entre les hommes.

Le problème soulevé par nous dans ce travail ne présente pas, en réalité, de difficultés techniques : toutes sont humaines ; toutes dérivent de la mauvaise volonté ou de l'ignorance ; toutes résultent d'une opinion insuffisamment ou inexactement renseignée.

A l'heure actuelle où, en raison des circonstances, on ne saurait trop préconiser la coordination parfaite des efforts, nous disons hautement que ces efforts peuvent être tentés à Lyon, que l'étude psychologique autant que matérielle du terrain sur lequel on aura à évoluer nous a montré qu'il y a suffisamment de bonnes volontés pour que quelque chose d'utile avant tout à l'intérêt général soit réalisé.

Quand on met en parallèle ce qui est et ce qui pourrait être, on constate que les hommes s'agitent en ordre dispersé ; il n'y a aucune liaison entre eux ; on observe un véritable gaspillage des énergies et cependant combien est beau le but à atteindre !

L'union sacrée qui réunit aujourd'hui tous les citoyens dans une même et généreuse pensée, faite d'amour et de sacrifice, devra également inspirer nos actes, lorsque nous aurons recouvré la paix, quand il s'agira de l'enfance, le germe de la France de demain.

Nous demanderons alors à chacun le sacrifice de ses préventions bien avant celui de ses intérêts.

TABLE DES MATIÈRES

Lyon. — Imprimerie A. Rey, 4, rue Gentil. — 71010

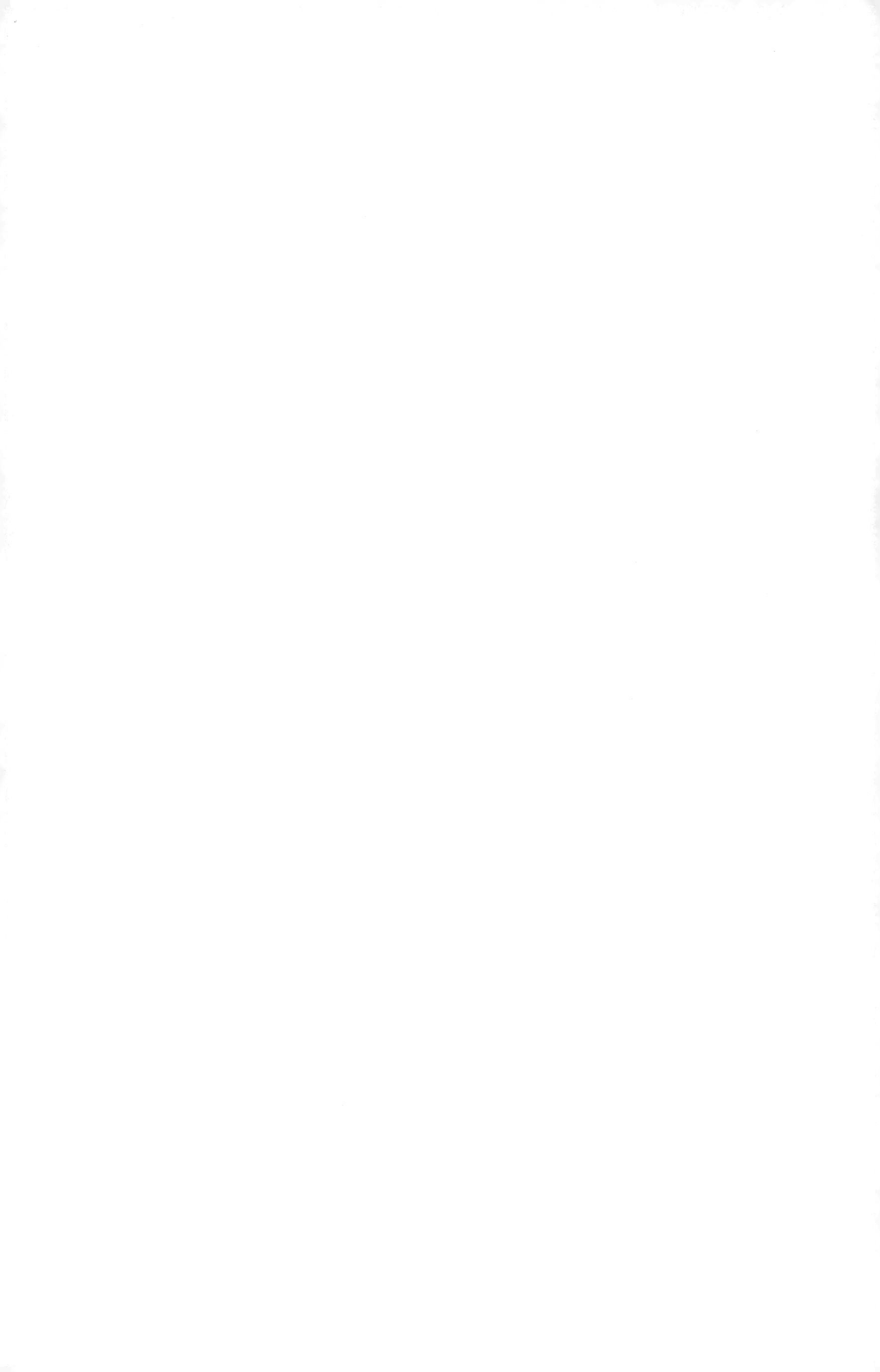

www.ingramcontent.com/pod-product-compliance
Ingram Content Group UK Ltd.
Pitfield, Milton Keynes, MK11 3LW, UK
UKHW020330180726
13839UKWH00002B/626